Aasee-Verlag

live your life

Dr. med. Michael Hammerström

Wunden der Seele

Verarbeitung seelischer Verletzungen

Aasee-Verlag

1. Auflage

Satz: Uhl + Massopust, Aalen
Druck: Schäfer & Schott GmbH, Pulheim
ISBN-13: 978-3-00-020027-4

Widmung

Ich widme dieses Buch *den* Menschen, die einmal oder sogar mehrfach eine *Wunde der Seele* erlitten haben. Aus langjähriger ärztlicher Erfahrung weiß ich, dass viele Menschen unter dem äußeren Anschein der Normalität tief in sich eine seelische Verletzung tragen.
Ich hoffe, dass dieses Buch Menschen dabei hilft, sich aus der Gefangenschaft eines persönlich erlittenen Traumas ein Stück zu befreien, und dass es auf diese Weise einen Beitrag dazu leisten kann, ein Leben mit neuen Sichtweisen und Lebensinhalten zu führen.

Dr. med. Michael Hammerström — im Frühjahr 2007

Hinweise

Das vorliegende Buch wurde sorgfältig erarbeitet. Dennoch erfolgen alle Angaben ohne Gewähr. Weder Autor noch Verlag können für eventuelle Nachteile oder Schäden, die aus den im Buch vorgestellten Übungen und Informationen resultieren, eine Haftung übernehmen.

Inhalt

Einleitung

Viele Menschen machen im Laufe des Lebens die schmerzliche Erfahrung, dass ihr Weg keineswegs so störungsfrei und geradlinig verläuft wie von ihnen zunächst geplant. Die Reibungslosigkeit und Unbekümmertheit des menschlichen Daseins scheint mehr in unseren Köpfen als in der Realität stattzufinden. In einer Zeit, in der wir zum Mond fliegen und tiefe Einblicke in die Weite des Universums nehmen können, in einer solchen Zeit erscheint es unverständlich, dass wir bei der Erforschung unseres eigenen inneren Planeten, *unserer Seele*, noch ganz am Anfang unserer Erkenntnisse zu stehen scheinen. Wie tief uns dieses Wissensdefizit treffen kann, erfahren wir immer dann, wenn wir persönlich mit einem seelisch stark belastenden Ereignis konfrontiert werden und dabei merken, dass unsere natürlichen Selbstheilungskräfte nicht ausreichen, die entstandene Wunde in uns dauerhaft zu schließen. Einige Erlebnisse können dabei so bedeutsam und prägend sein, dass sie tiefe Spuren in uns hinterlassen. Diese zumeist unerwartet eintretenden Ereignisse können unser Inneres nachhaltig beeinträchtigen, so dass unser Lebenswille und unsere Lebensfreude über Jahre hinweg anhaltend blockiert werden. Ein ganzes Lebenskonzept kann auf diese Weise in Frage gestellt werden.

Bei Ereignissen wie bei einem Banküberfall, Eisenbahnunglück, Flugzeugabsturz oder Schiffsuntergang stehen zumeist professionelle Helfer vor Ort bereit, um den Leidtragenden und den Angehörigen möglichst rasch umfassende medizinische Hilfe, vor allem aber auch *seelischen Beistand* zu gewährleisten. Diese großen Katastrophen ereignen sich zum Glück eher selten. Viel häufiger dagegen sind *seelische Alltagskatastrophen* wie z.B. der unerwartete Tod eines geliebten Menschen, der plötzliche Eintritt einer schweren Erkrankung oder der dauerhafte Verlust einer großen Liebe, das Scheitern einer Ehe. Auch die permanenten Demütigungen in einer zerrütteten Lebensgemeinschaft oder der Verlust des Arbeitsplatzes können hierzu gezählt werden. Diese alltäglichen Katastrophen stehen nicht in der Zeitung und erscheinen auch nicht im Fernsehen, sind aber für die Menschen, die diese erleiden, eine schwere, zum Teil *unerträgliche Belastung*, die sich unbehandelt rasch zu einem anhaltenden seelischen Schaden ausweiten kann. Dabei scheint es, dass nach einem persönlich erlittenen Ereignis jeder auf sich selbst gestellt ist. Die Anteilnahme der Umwelt ermüdet rasch. Bei den Betroffenen überwiegt die Vorstellung, die Behandlung des entstandenen seelischen Schadens mit sich selbst ausmachen zu müssen. Ein gebrochener Fuß erntet oftmals mehr Mitgefühl als eine verletzte menschliche Seele. Man sieht sie nicht. Traumatisierte Menschen sind nicht immer auf den ersten Blick zu erkennen. Im Gegenteil, diese bemühen sich, vollkommen normal zu wirken, damit, wenn schon das Innerste verletzt ist, wenigstens das äußere Erscheinungsbild *Normalität* signalisiert. Dieses Verhalten erspart bohrende Fragen, welche die nach außen hin getragene Maske einer vermeintlich stabilen Emotionalität enttarnen könnte. Gerne versuchen wir unsere Gefühle und besonders unsere Tränen vor den Mitmenschen zu verbergen. Wir wollen ihnen nicht zeigen, wie verletzbar wir sind. Mit Ausnahme von Freudentränen sind Tränen nur bei besonderen Anlässen wie z. B. bei Beerdigungen »offiziell zugelassen«. In einem solchen Zusammenhang werden sie als Beweis der inneren Anteilnahme verstanden. Ansonsten wird Weinen eher als ein Zeichen der Schwäche gewertet. Sich professionelle Hilfe zu suchen, wenn plötzlich das Gefühl überwiegt, ein Problem nicht alleine bewältigen zu können und man sich immer nur im Kreise zu drehen scheint, ist für viele Menschen nicht einfach. Die Hemmschwelle, einen Therapeuten hinzuzuziehen wenn die innere Balance verloren zu gehen droht, ist immer noch groß. Es überwiegt die abwehrende Meinung »man sei ja schließlich nicht verrückt«, was solle man da schon bei einem »Seelenklempner«. Doch Vorsicht, ganz so einfach sind die Dinge nun doch nicht.

Unser Leben besteht aus einer Ansammlung von Erfahrungen.

Es gibt gute Erfahrungen und schlechte Erfahrungen, und es gibt drittens seelisch *traumatisierende Ereignisse*. Das sind negative Erlebnisse, die sich tief in unsere Seele einbrennen, und die unser Denken und Handeln nicht nur überlagern, sondern maßgeblich bestimmen können. Es sind Dinge, die uns auf einmal nicht mehr wir selbst sein lassen und die uns keine innere Ruhe mehr gönnen. Seelische Traumata sind vergleichbar mit unentschärften Sprengsätzen. Unbehandelt können sie schweren dauerhaften Schaden anrichten. Medizinische Studien zeigen, dass bis zu achtzig Prozent aller Menschen im Laufe ihres Lebens ein relevantes psychisches Trauma erleiden. Von diesen Betroffenen erkrankt mindestens ein Drittel infolge

des unverarbeiteten seelischen Ereignisses langfristig an einer seelischen Belastungsstörung. Aus dieser können auf Dauer vielfältige Erkrankungen wie Depressionen, Drogenmissbrauch, Angststörungen etc. hervorgehen.
In den Jahren meiner ärztlichen Tätigkeit bin ich immer wieder Menschen mit unverheilten seelischen Wunden begegnet. Aus den Gesprächen mit diesen Patienten ist bei mir der Wunsch nach effektiverer Begleitung in seelischen Krisensituationen gewachsen. Bei der Suche nach einem leicht verständlichen Buch als Hilfestellung bei der genannten Problematik habe ich zahlreiche Werke gelesen, aber keines hat mich wirklich zufrieden gestellt. Zu oft war das geschriebene Wort zu weit von den tatsächlichen Empfindungen der Menschen entfernt. Die Intensität der geschilderten Ereignisse und die Dringlichkeit des Themas haben mich indes nicht ruhen und selbst zur Feder greifen lassen. So ist dieses Buch entstanden. Da ich die Erfahrung gemacht habe, dass Menschen mit seelischen Verletzungen eher ungern lesen, habe ich mich darum bemüht, die aus meiner Sicht wichtigen Dinge und Zusammenhänge, möglichst einfach und verständlich darzustellen.
Das hier vorliegende Buch ist vom gedanklichen Ablauf her in *zwei Abschnitte* gegliedert. Im *ersten* Teil erhält der Leser Einblick in den Aufbau und in die Funktionsweise der menschlichen Seele so wie *ich* sie sehe. Hier werden die Grundlagen zum Verstehen des eigenen Körper- und Gemütszustandes gelegt. Es wird ausführlich auf die Entstehungsweise eines seelischen Traumas eingegangen und der Unterschied zwischen einer »einfachen« seelischen Verletzung und einem Trauma erläutert. Es werden die Ursachen von seelischen Verletzungen genannt und der Einfluss von Zeit und Umwelt bei der Verarbeitung

beschrieben. Als zahlenmäßig häufiges Trauma wird der Liebeskummer eingehend erörtert.
Im *zweiten* Teil des Buches erhält der Leser gedankliche Werkzeuge an die Hand, mit denen er in die Lage versetzt werden soll, den Stacheldraht seines persönlichen Traumas zu durchtrennen. Dabei würde ich mich freuen, wenn das vorliegende Buch sowohl jungen Menschen als auch Menschen in fortgeschrittenem Lebensalter bei der Verarbeitung eines belastenden Erlebnisses hilfreich sein könnte. Das *Ziel des Buches* ist es, Menschen in Zeiten schwerer seelischer Bedrängnis, *Ratgeber* und *Lebenshilfe* zu sein. Der Autor weist jedoch gezielt und ausdrücklich darauf hin, dass dieses Buch im Einzelfall keine psychotherapeutische Behandlung ersetzen will und kann. Bitte beachten Sie die Grenzen der Selbsthilfe bei psychotraumatischen Ereignissen. Ziehen Sie im Zweifelsfall bitte eine Fachkraft für Psychotraumatologie zu Rate. Zum Schluss noch ein Tipp zum Umgang mit dem Text: Sollte Sie bei der Lektüre der einzelnen Kapitel seelisch belastendes Material zu stark innerlich bedrängen, so legen Sie das Buch bitte einfach zur Seite. Holen Sie es erst dann wieder hervor, wenn Sie genügend emotionalen Abstand gewonnen haben.
Machen Sie bei Bedarf Gebrauch von der Möglichkeit, eigene Gedanken, Ideen und Erfahrungen in den dafür vorgesehenen Notizkästen niederzuschreiben.
Ich wünsche Ihnen beim Lesen und Schreiben die Kraft, eigene Probleme zu erkennen und den Mut, sich Ihren Problemen zu stellen, soweit es Ihnen derzeitig möglich ist. Vielleicht gelingt es Ihnen auf diese Weise neue tragfähige Wege zu beschreiten und Ihr Leben ein Stück neu zu entdecken. Herzlich willkommen in Ihrem Leben!

Aufbau und Funktion der menschlichen Seele

Obwohl es uns schwer fällt, den Begriff »Seele« exakt zu definieren, und es schwierig für uns ist, den Sitz der Seele genau zu bestimmen, wissen wir doch, oder besser gesagt spüren wir, dass jeder Mensch, vielleicht sogar jedes Lebewesen eine Seele besitzt. In ihr scheint das individuelle Wesen und die Gefühlswelt verankert zu sein. Wir Menschen spüren dieses vor allem dann, wenn uns innerlich etwas stark berührt hat. Das können erfreuliche Dinge in unserem Leben sein wie z. B. ein unerwarteter Lotteriegewinn oder die Hochzeit mit einem von uns geliebten Menschen. Ebenso können aber auch negative Erlebnisse wie Trennungen, seelischer Verrat, starke Demütigungen unsere Seele treffen. Mit vielen dieser verletzenden Ereignisse lernen wir im Laufe unseres Lebens umzugehen. Wir werden selbst mit ihnen fertig. Bei den besonders schwerwiegenden Verletzungen jedoch, können die uns bekannten Reparaturmechanismen versagen. Es droht ein dauerhafter Schaden der Seele zu entstehen. Von diesen Schäden und den möglichen Auswirkungen auf unser gesamtes weiteres Leben handelt dieses Buch.

Um eine genauere Vorstellung von den Ereignissen zu bekommen, die bei einer seelischen Verletzung und bei einem seelischen Trauma ablaufen, scheint es mir ratsam zu sein, sich zunächst einmal einen Überblick vom »anatomischen« Aufbau der Seele zu verschaffen. Da die Seele selbst natürlich keine wirkliche Anatomie wie z. B. ein Muskel besitzt, ist das nun folgende Strukturmodell ein stark vereinfachtes Vorstellungsmodell, das sich gut zum Erklären der natürlichen Funktionsabläufe der Seele eignet. Darüber hinaus soll es Ihr Verständnis für die Auswirkungen von seelischen Verletzungen und Traumata fördern. Welchen Einfluss können diese auf die Seele eines Menschen ausüben?

Wie jede Vorstellung von der Seele, vermag auch das Strukturmodell nur eingeschränkt die Komplexität des Themas darzustellen.

Stellen Sie sich die Seele wie eine Zwiebel vor. Eine Zwiebel hat unendlich viele einzelne Schichten und Schichtebenen. Ebenso ist nach meinem Verständnis auch die

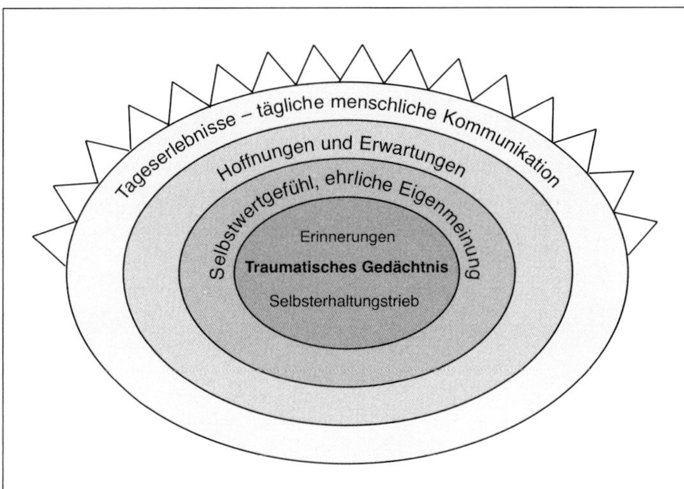

Abb. 1 *Aufbau der menschlichen Seele (Strukturmodell)*

menschliche Seele aufgebaut. Auch hier gibt es unterschiedliche Schichten und Etagen. Ganz einfach ausgedrückt kann man eine menschliche Seele auch mit einem Haus mit drei übereinander liegenden Stockwerken und einem darunter befindlichen Keller vergleichen. Ähnlich wie bei einem Haus hat jede der Etagen eine genau festgelegte Aufgabe zu erfüllen.

Ganz außen ist eine Schicht, die unsere größeren und kleineren Erlebnisse während des Tages speichert und verarbeitet. In dieser äußeren Schicht findet unsere tägliche Kommunikation mit anderen Menschen statt. Es ist also die Schicht der *Tageskommunikation*. In der zweiten Ebene etwas tiefer ruhen unsere persönlichen Hoffnungen und Erwartungen. Diese Schicht enthält unsere *angestrebten Ziele und Ideale* und entspricht einer inneren Messlatte an die eigene Persönlichkeit. Hier erfolgt also unser persönlicher Abgleich zu unseren Wertvorstellungen. Die erste und die zweite Schicht der Seele bilden zusammen eine *Schutzbarriere*. Ihre Aufgabe besteht darin, uns vor seelischen Angriffen von außen zu schützen. Sie soll verhindern, dass Verletzungen auf tiefere Ebenen übergreifen können. Diese Schutzvorrichtung ist überaus sinnvoll, denn wir können sehr leicht die Erfahrung machen, dass wir um so stärker verletzt sind, je tiefer ein Angriff in unsere Seele eindringt. Menschen mit besonders großer Angst vor Verletzungen und solche mit negativen Vorerfahrungen tragen darüber hinaus außen eine zusätzliche Schutzeinrichtung um ihre Seele herum. Man könnte diese mit dem Panzer einer Schildkröte vergleichen oder auch als seelischen Stacheldraht oder als Schutzvisier bezeichnen. Sie gleicht der stacheligen Armierung, die Diebe und Einbrecher an dem Übersteigen eines Zaunes hindern soll.

Ob ein Mensch sich dieser Schutzmaßnahmen Ihnen gegenüber bedient, merken Sie sehr rasch, wenn Sie versuchen mit ihm ein Gespräch zu führen. Ein Mensch *ohne* ausgefahrenes Schutzvisier wird unmittelbar auf Ihr Gesprächsangebot eingehen. Er wird, wenn Sie dieses zulassen, mit Ihnen eine schwunghafte Unterhaltung anfangen, ohne sich Gedanken um jeden einzelnen Satz oder jedes Wort zu machen. Umgangssprachlich ausgedrückt wird er so reden »wie ihm der Schnabel gewachsen ist.« Bei einem Menschen *mit* ausgefahrenem Schutzvisier dagegen wird Ihnen ein echtes Gespräch nur schwer gelingen. Auf Ihren Einleitungssatz hin wird dieser Mensch vielleicht etwas verlegen lächeln. Es mag Ihnen auch gelingen, dass Sie mal ein »Ja« oder ein »Nein« oder ein »Vielleicht« aus seinem Munde vernehmen, aber viel mehr werden Sie nicht zu hören bekommen. Sie merken rasch, die Kommunikation ist anstrengend, denn eigentlich müssen Sie ihrem Gegenüber jedes Wort aus der Nase ziehen. Eigentlich wäre es richtiger zu sagen, dass Sie ihm jedes Wort aus dem Mund oder noch besser aus dem Herzen ziehen müssen.
Folgen wir dem Aufbau der Seele weiter in die Tiefe, so gelangen wir in die *dritte* Schichtebene. In dieser ist das *Selbstwertgefühl* eines Menschen und die ehrliche ungeschminkte Meinung über sich selbst, also die *ehrliche Eigenmeinung*, gespeichert. Diese Schichtebene ist nicht selten eine wahre Wundertüte der Seele. So kann es durchaus sein, dass eine auf der ganzen Welt wegen ihrer Schönheit bewunderte Frau ihr eigenes Aussehen allenfalls als durchschnittlich empfindet. Ebenso kann der angesehene Chefarzt eines Krankenhauses, der in der Klinik hervorragend operiert, zuhause ein Mensch mit Minderwertigkeitskomplexen sein. Das hätten wir alle nicht von ihm ge-

dacht. Wir sehen ihn anders als er sich selber einschätzt. Aber für ihn selbst ist sein eigenes Empfinden seiner Person Grundstein seines Selbstwertgefühls.
In der *vierten* und letzten Schichtebene, sozusagen im Keller der Seele, befindet sich der hier verankerte *Selbsterhaltungstrieb*. Dieser ist eine klare Arbeitsanweisung für den Katastrophenfall. Er soll ein definitives Überleben des Menschen für den Fall gewährleisten, dass der Verstand versagt. Neben diesem Notlaufprogramm befindet sich im Keller der Seele eine sehr wichtige weitere Einrichtung, die sich in Form und Größe sehr variabel gestalten kann. Es ist das *traumatische Gedächtnis*. Dieses ist bildlich gesprochen eine Art Fotoapparat und Tonbandgerät der Seele. Hier werden die wirklich schwerwiegenden seelischen Verwundungen minutiös gespeichert. Die Erlebnisse, die hier gelagert sind, waren so überwältigend, dass sie die äußere Schutzschicht der Seele und die Kellerdecke glatt durchschlagen haben. Es waren maximal verletzende Ereignisse. Man könnte auch sagen, es waren die Bombenangriffe auf die Seele. Das Verständnis dieses traumatischen Gedächtnisses ist für das Verständnis des gesamten Buches von grundlegender Bedeutung. Es erklärt z. B. warum sich die Überlebenden von Katastrophen auch noch nach vielen Jahren an die Schreie der Verletzten und an die grausamen Bilder des Ereignisses exakt erinnern können. Sie haben die Eindrücke gespeichert wie in einem Film. Die Bilder solcher Traumata lagern zwar im Keller, aber sie *ruhen dort nicht*. Sie sind weiter in uns *aktiv* und können zu jeder Zeit aufsteigen in die Schicht der Tageskommunikation. Dort erreichen sie unsere täglichen Gedanken. Sie können diese überlagern oder sogar komplett verdrängen, so dass wir zuletzt das Gefühl haben, an nichts

anderes als an das verletzende Ereignis denken zu können. Ich habe vorhin das Wort »Keller der Seele« sehr bewusst gewählt: In einem Keller ist es zumeist dunkel. Die Orientierung fällt uns schwer.

Weil wir nichts sehen, können sich traumatische Erlebnisse für einen begrenzten Zeitraum *unbemerkt* in unserer seelischen Tiefgarage verbergen. Die Dunkelheit erklärt auch, warum die Aufarbeitung eines Traumas so schwierig ist. Wir müssen sozusagen erst mal »Licht ins Dunkle bringen.«

Wie mag es mit der materiellen Beschaffenheit der unterschiedlichen Schichten aussehen?

Die *äußeren* Schichten der Seele stelle ich mir plastisch, nicht fest, also modulierbar wie eine Art schwimmende elastische Energie vor. Wichtig ist es zu verstehen, dass diese Energie bzw. die Dicke der seelischen Schutzschicht nicht einheitlich ist. Sie unterliegt vielen äußeren und inneren Faktoren. So können Lob und Anerkennung, Freude, Liebe und Geborgenheit die Schutzschicht *vergrößern*. Sie haben das Gefühl »keiner kann mir etwas.« Das trifft durchaus zu, denn aufgrund des durch positiven Zuspruch gewonnen »Seelenspecks« sind Sie wirklich vor vielen seelischen Verletzungen geschützt. Im anderen Fall ist es so, dass die Dicke der Schutzschicht sich durch Tadel, fehlende Anerkennung und ständige Erniedrigungen deutlich *verringern* kann. Wir werden dann angreifbarer und spüren das an unserer größeren Verletzbarkeit. Selbst kleine Dinge können uns dann zum Weinen bringen.

Bei einem nicht traumatisierten Menschen sowie bei Kindern und vielen Jugendlichen hat die Schutzschicht in der Regel eine gute Elastizität.

Durch die gummiartige Plastizität werden Angriffe von

außen leichter abgewehrt. Das ist ähnlich wie bei einem Luftballon. Der bohrende Finger macht manchmal eine Delle in unseren Seelenballon. Sobald der Angriff aber vorüber ist, nimmt die Hülle ihre ursprüngliche Form wieder an. Wir haben den Angriff erfolgreich abgewehrt. Treten aber immer wieder die gleichen oder ähnliche Belastungen der Seele auf, verliert die gummiartige Konsistenz ihre Elastizität, ähnlich wie ein Autoreifen mit der Zeit seine Geschmeidigkeit verliert. Ein solcher Reifen wird spröde und hart. Ebenso verhält es sich auch mit einer menschlichen Seele, in der sich ein Trauma eingenistet hat. Durch die entstehende Brüchigkeit der seelischen Außenschichten können von außen einwirkende Angriffe leichter in die tieferen seelischen Schichten eindringen. Da die äußeren Schutzbarrieren die Angriffe nicht mehr abfedern, reichen nun selbst kleinere und zuletzt kleinste Belastungen und Verletzungen aus, um den Kern der Seele zu erreichen. Die so traktierten Menschen fangen daher wegen nichtiger Kleinigkeiten haltlos an zu weinen.

Die im traumatischen Gedächtnis gespeicherten Erlebnisse und Eindrücke *ruhen nicht still*. Vielmehr drängen sie allein schon aufgrund ihrer starken Erlebnisintensität immer wieder nach außen in die oberen Schichten und dringen erneut in das Tagesgeschehen eines Menschen ein. Sie zwingen den Traumatisierten zu einer anhaltend bewertenden Betrachtung der erlebten Ereignisse. So kann das eigentliche Tageserleben eines Menschen durch die vulkanartigen Eruptionen der Seele immer wieder überlagert werden.

Bei besonders starken Verletzungen nimmt die seelische Altlast eine solche Dominanz an, dass das eigentliche Tageserleben in den Hintergrund tritt, und der Mensch an seinem gegenwärtigen eigentlichen Leben praktisch vorbei lebt. Dabei kann ihm sein eigenes Leben wie ein virtuelles Geschehen vorkommen: Er lebt zwar, aber irgendwie ist der Betroffene nicht mehr Akteur, sondern eher Schauspieler in seinem Leben. Er ist nicht der aktiv Handelnde. Diese Menschen sind Gefangene ihres Traumas. Sie können ohne Hilfe von außen dieser Falle kaum entrinnen. Der Kellerraum eines solchen Menschen ist bis zur Decke hin mit Traumamaterial angefüllt.

Sie erinnern sich daran, dass wir von der Variabilität der Größe des traumatischen Gedächtnisses gesprochen haben. Das soll Sie darauf hinweisen, dass sich ein seelisches Trauma immer mehr ausweiten kann. Bei dieser Ausdehnung nimmt das traumatische Ereignis immer mehr Besitz von Ihrem seelischen Fundament ein. Selbst die »bauliche« Begrenzung Ihres seelischen Kellers interessiert das Trauma nicht. Es weitet sich trotzdem beständig aus. Es bläht sich weiter auf. Bei dieser Ausdehnung entsteht Druck, und diesen Druck verspüren Sie deutlich, denn er entspricht Ihrem *Leidensdruck*. Diesen seelischen Schmerz verspüren Sie als traumatisierter Mensch sehr häufig, denn Druck drängt nach außen.

Im Extremfall kann selbst der Platz des Selbsterhaltungstriebes mit eingenommen werden. Denken Sie z. B. an Soldaten, die ohne Aussicht auf ein Überleben absichtlich ins feindliche Gewehrfeuer laufen.

Da das erlebte Trauma für viele Menschen unerträglich ist, versuchen einige durch *Verdrängung* des Problems sich einer Verarbeitung zu entziehen. Dies funktioniert allenfalls zeitweise. Durch den Prozess der Verdrängung wird das Problem nicht gelöst. Es wird lediglich verschoben.

Man räumt das Trauma quasi von einer Ecke des seelischen Kellers in eine andere. Dem Trauma selbst ist es aber egal, ob Sie es von vorne, von hinten oder von der Seite betrachten. Es mag Ihnen je nach Blickwinkel zunächst anders erscheinen, jedoch ist und bleibt es das gleiche Trauma. Durch Verdrängung lässt sich das Problem also nicht lösen. Um den Keller der Seele von seinen Altlasten zu befreien, bedarf es m.E. der eingehenden Auseinandersetzung mit dem Trauma. Mit den Möglichkeiten, die sich hierbei ergeben, werden wir uns eingehend in einem späteren Kapitel beschäftigen.

Die Schwingungen der menschlichen Seele

Es ist ein Irrtum zu glauben, dass wir allein durch die Beschreibung des Strukturmodells die Kompliziertheit der menschlichen Seele verstanden hätten. Neben dem im vorherigen Kapitel dargestellten anatomischen Aufbau zeichnet sich unsere Seele vor allem durch eines aus: Sie ist eine gebündelte Masse an *fließender Energie*. Diese Energie scheint ähnlich wie wir es von der Akupunktur her kennen in Form von feinen und feinsten Schwingungen durch unseren gesamten Körper zu strömen. Wir sehen sie nicht, aber sie ist da. Auch unseren elektrischen Strom im Haushalt sehen wir nicht, aber er ist da. Obwohl sich meines Wissens noch niemand die Mühe gemacht hat, die Energie der Seele zu messen, können wir sie zum Teil selbst erfahren. An dem Glanz der Augen eines Menschen z. B. kann man seinen inneren Energiezustand direkt erkennen. Die Augen sind das Fenster zur Seele. Ist er mit sich im Reinen und verfügt er über genügend emotionale Kraftreserven, dann strahlen seine Augen. Ein solcher Mensch verfügt im wahrsten Sinne des Wortes über eine Ausstrahlung. Im Gegensatz dazu sind die Augen eines traurigen oder eines verletzten Menschen auffallend stumpf und glanzlos. Einem solchen Menschen fehlt gewöhnlich eine positive Ausstrahlung. In ganz besonderen Situationen können wir die beschriebenen Energien nicht nur sehen, sondern wahrhaftig auch spüren. Denken Sie doch einmal an einen frisch verliebten Menschen mit seinem »Kribbeln« im Bauchbereich, das immer dann auftritt, sobald sich der/die Auserwählte in der Nähe befindet. Vielleicht haben Sie schon einmal diese Erfahrung machen dürfen. Ich selber erinnere mich ebenfalls an eine solche Situation. Als Assistenzarzt verliebte ich mich spontan in eine junge Frau, die im gleichen Hospital arbeitete. Dabei machte ich folgende für mich bisher ungewohnte Entdeckung: In dem Moment, wo ich einen Raum betrat, in dem SIE zugegen war, verspürte ich ihre Anwesenheit ohne dass ich sie selbst zuvor mit den Augen gesehen hatte. Es war wie Magie und kam mir vor, als ob ich unsichtbare Signale, die von diesem bestimmten Menschen ausgingen, empfangen würde. Ich wusste dann sofort: SIE ist da! Wie war das möglich? Was waren das für Signale? Der Versuch, hierauf eine Antwort zu finden, soll das nun folgende *Funktionsmodell* der menschlichen Seele ermöglichen. Dieses ist ähnlich wie das bereits vorgestellte Strukturmodell ein aus meinen persönlichen Erfahrungen der täglichen Praxis heraus entwickeltes Gedankenmodell. Da wir uns hierbei zweifellos auf spekulativem Boden bewegen, bin ich mir im Klaren darüber, dass die nun folgenden Ausführungen durchaus angreifbar sind. Das sollte Sie bitte nicht übermäßig irritieren. Es geht mir an dieser Stelle des Buches keineswegs darum, Ihnen eine letzte endgültige Wahrheit einzureden, sondern vielmehr darum, Ihnen eine Vorstellung von der möglichen Arbeitsweise der Seele zu vermitteln. Meine Bitte daher: Lassen Sie die nun folgenden Überlegungen einfach mal in Ihren Gedanken zu. Verglechen Sie bitte die dargestellten Aussagen in Ruhe mit Ihren eigenen Vorstellungen und Erfahrungen. Ablehnen können Sie meine Ausführungen immer noch. Fragen, die wir zunächst einmal zu beantworten haben, sind solche wie: Wie funktioniert die menschliche Seele, welchen Gesetzen unterliegt sie und vor allem welchen Weg der Kommunikation wählt die Seele hauptsächlich?

Auf diese schwierigen Fragen gibt es sicherlich viele mehr oder weniger plausible Antworten. Die Antwort, die *mich persönlich* am ehesten überzeugt ist die Vermutung, dass die Sprache der Seele ähnlich wie in der Musik den Gesetzen der natürlichen Schwingung unterliegt. Vereinfacht ausgedrückt kann man sich seelische Schwingungen wie *lautlose Töne* vorstellen. Sie sind da, aber wir sehen und hören sie nicht. Ebenso wie es durch die unterschiedliche Beschaffenheit von Mund, Augen, Nase und Ohren unendlich viele verschiedene Gesichter bei den Milliarden von Menschen auf dieser Erde gibt, ist nach meinem Verständnis der Dinge auch die Anzahl der unterschiedlichen seelischen Schwingungen unendlich groß. Dabei verfügt vermutlich jeder Mensch über ein eigenes, nur zu ihm gehörendes Schwingungsmuster seiner Seele. Dieses Muster klingt wie eine Art *»innere Melodie.«* Man könnte sie auch als Erkennungsmelodie dieses speziellen Menschen bezeichnen. Jeder Mensch hat seine eigene innere Melodie. Diese ist in ihrem inneren Verlauf keineswegs immer gleichmäßig und konstant. Wenn wir z.B. ausgeruht und vergnügt sind, klingt unser inneres Lied ausgewogen und harmonisch. Wir sagen: »Wir sind mit uns im Reinen.« Man könnte auch sagen, wir haben ein ausgeglichenes, reines seelisches Schwingungsmuster. Kommen wir jedoch nach einem harten Arbeitsalltag erschöpft nach Hause, haben sich einige dieser inneren Schwingungen ein wenig verschoben. Unser Schwingungsmuster hat sich also verändert. Es vibriert vielleicht ein wenig um die Mittellage. Unsere Seele befindet sich in einer leichten Schräglage. Man könnte sagen, dass unsere innere Melodie jetzt eher wie ein verstimmtes Klavier klingt. Wir selbst merken es daran, dass wir müde und erschöpft sind. Daher brauchen wir jetzt dringend Ruhe und Erholung, damit wir wieder zu unserer harmonischen Ausgangslage zurückfinden können. Bei diesem Erholungsprozess sind uns unsere Vorlieben und Hobbys überaus hilfreich. Sie fördern unsere innere Balance, damit wir »frisch gestimmt« am nächsten Tag unsere Arbeit erneut aufnehmen können. Nach einer Zeit des ständigen Arbeitens bemerken wir, dass dieser einfache tägliche Regenerierungsprozess nicht mehr ausreichend funktioniert. Wir fühlen uns matt und abgeschlagen, schlecht gelaunt. Die Arbeit will uns nicht mehr so recht gelingen. Sie macht uns deutlich weniger Freude als zuvor. Mit einem Wort: Wir sind urlaubsreif. In der Sprache unseres Funktionsmodells von der Seele könnte man sagen, dass das Klavier eine Generalüberholung benötigt. Wir benutzen bei dem Wunsch nach vollkommener Entspannung gerne den Satz: »Ich möchte die Seele mal wieder so richtig baumeln lassen.« Im Grunde bedeutet das nichts anderes, als: »Ich möchte die Schwingungen meiner Seele mal wieder vollkommen frei schwingen lassen.« Ihr Wunsch nach Ruhe und Erholung ist nur zu verständlich, erfahren wir doch beinahe täglich, dass unsere natürlichen inneren Schwingungen vielfältigen Faktoren unterworfen sind, die unser eigenes Schwingungsverhalten im positiven wie im negativen Sinne *verändern* können. So kann eine anerkennende Geste unseres Chefs und ein ehrlich gemeintes Kompliment unsere Seele beflügeln. Auf einmal spüren wir keine Müdigkeit mehr und könnten stundenlang mit Freude Arbeiten verrichten, vor denen wir uns sonst eher gedrückt haben. Andererseits können aber auch negative Erfahrungen wie z. B. Streit am Arbeitsplatz die Harmonie unseres inneren Schwingungsmusters nachhaltig stören. Wir machen dann nicht nur äußerlich einen »geknickten« Eindruck, nein, wir sind es im wahrsten Sinne des Wortes auch innerlich. Unsere seelischen Schwingungen laufen auf einmal nicht mehr parallel zueinander.

Wenn wir diesen Zustand der unharmonischen Schwingung unserer Seele erreicht haben, ziehen wir uns gerne an einen ruhigen Ort zurück.

Wir fühlen uns jetzt vom Lärm jeglicher Art gestört. Wir halten uns die Ohren zu oder stecken uns eventuell sogar Watte in den Gehörgang. Ebenso können wir die Feststellung machen, dass wir jetzt gerne allein sein möchten. Für einen kurzen Zeitraum können wir keinen anderen Menschen um uns herum ertragen. Wir brauchen jetzt einfach *Ruhe* und Zeit für uns selbst. Dieser dringende Wunsch nach Ruhe wird dann verständlich, wenn wir uns vor Augen halten, dass jeder Mensch nicht nur seine Schwingungssignale an andere Menschen *weitersenden*, sondern von diesen auch Schwingungen *empfangen* kann. Wir sind also nicht nur *Sender*, sondern auch gleichzeitig *Empfänger* von seelischen Botschaften.

Unsere tägliche Kommunikation mit anderen Menschen läuft also nicht nur auf der Ebene mit Worten oder Gesten ab, sondern auch auf der Ebene des ständigen Sendens und Empfangens von verschlüsselten und unverschlüsselten seelischen Botschaften. Wir erhalten unsere täglichen Informationen also nicht nur über die uns hinlänglich bekannten Sinnesorgane wie die Augen, Ohren, Mund und Nase, sondern wir verfügen mit unserer Seele über ein weiteres äußerst feinsinniges Wahrnehmungsinstrument, welches wir als Informationsquelle einsetzen können. Technisch gesehen gleicht die Seele dabei einem hochfeinen Spürgerät (Detektor), mit dessen Hilfe wir die non verbalen Signale anderer Menschen in Form von feinen und feinsten Schwingungen wahrnehmen und deuten können.

Die Fähigkeit, Signale von anderen Menschen empfangen zu können, ist sehr unterschiedlich stark ausgeprägt. Ebenso wie in der Musik, wo es musikalisch begabte und weniger begabte Menschen gibt, unterscheiden sich die Menschen auch darin, wie intensiv sie ein ausgesandtes Schwingungssignal mit ihrem inneren Detektor empfangen können. Ein Mensch mit einem kleinen seelischen Spürgerät wird trotz ausreichender Stärke des ausgesandten Signals wenig verspüren, während ein Mensch mit einem großen Detektor selbst kleinste verschlüsselte Hilfssignale ermitteln kann. Dieses Beispiel soll Ihnen zeigen, warum einige Menschen mehr und andere Menschen weniger auf die seelischen Botschaften ihrer Mitmenschen reagieren. Es kommt also nicht nur auf die *Intensität* des ausgesandten Signals an, sondern auch auf die *Fähigkeit des Empfängers* dieses wahrzunehmen. Wenn man sagt, »er ist aus grobem Holz geschnitzt«, dann meint man, dass ein Mensch über wenig Sensibilität verfügt. Ein solcher Mensch kann eine verminderte Empfangsbereitschaft für seelische Botschaften haben. Das Gegenteil sind Menschen mit einem feinen inneren seelischen Schwingungsmuster. Deren Schwingungsdetektor kann so ausgeprägt sein, dass sie selbst kleinste Botschaften wahrnehmen und deren Bedeutung interpretieren können. Manche Menschen können auf diese Weise tiefen Einblick nehmen in die Seele eines anderen Menschen. Wenn Sie sich bisher jemals gefragt haben sollten, warum viele Ihrer Mitmenschen ausgerechnet zu *Ihnen* kommen, wenn sie ein Problem haben und sich regelmäßig bei *Ihnen* ausweinen statt bei anderen Menschen, dann wissen Sie ab sofort, dass Sie das Ihrem guten Seelen-Detektor zu verdanken haben. Man braucht Ihnen nicht viel zu erzählen. Sie verstehen die Dinge auch so, scheinbar rein intuitiv. Dank Ihrer guten Entschlüsselungsfähigkeit von seelischen Informationen liegen Ihnen die inneren Informationen anderer Menschen und damit quasi der Quellcode der Seele auf den Fingerspitzen. Es ist daher kaum verwunderlich, dass sich die Menschen von Ihnen verstanden fühlen.

Natürlich mag das auch daran liegen, dass die Sie aufsuchenden Menschen, Ihr Sie umgebendes und von Ihnen erzeugtes Schwingungsmuster überaus sympathisch und hilfreich finden. Sie mögen Sie und möchten sich an der Harmonie Ihrer inneren Schwingung wieder selbst aufrichten. Sie tragen also dazu bei, die innere Balance anderer Menschen dadurch wieder herzustellen, dass Sie deren seelisches Schwingungsmuster glätten. Sie betätigen sich sozusagen als Klavierstimmer einer menschlichen Seele. Leider gibt es zahlenmäßig weit aus mehr Sender von seelischen Botschaften als sensible empfangsbereite Aufnahmestationen. Menschen, die schon aufgrund ihres Berufes über gute Empfangseigenschaften verfügen sollten, finden wir häufig in helfenden und heilenden Berufen. So gehören das Pflegepersonal von Krankenhäusern und Altenheimen ebenso zu dieser Gruppe wie der Beruf des/der Sozialarbeiters/in. Auch der Arztberuf ist hier zu nennen.

Wir können uns leicht vorstellen, dass der tägliche nonverbale Austausch von Informationen über das »*seelische Internet*« für unsere inneren Ohren sehr ermüdend ist. Ein Arzt z.B. muss in seiner Praxis die seelisch verstimmten Klaviere der sich ihm anvertrauenden Menschen täglich neu abstimmen. Das kostet Kraft, viel Kraft. Sie können sich vorstellen, dass nach einem Praxisalltag mit siebzig Patienten der seelische Klavierstimmer am Abend selbst innerlich nicht mehr harmonisch klingt. Er ist jetzt selbst leicht diskordant. Deshalb wirkt er bei den letzten zehn Patienten in seiner Sprechstunde auch nicht mehr so freundlich und ausgeglichen wie zuvor. Seine innere Stimmung droht aus dem Ruder zu laufen. Da er selbst zu keinem Klavierstimmer gehen kann, muss er sich zwangsläufig selber neu eichen. Hilfreich dabei sind nicht nur vertraute Menschen aus dem Familien- oder Freundeskreis, sondern auch optisch schöne Dinge, an denen sich die Seele kurzfristig erfreuen kann. Ärzte werden sehr häufig wegen ihrer vermeintlichen Statussymbole beneidet. Das ist zum Teil gut verständlich. Das muss nach außen hin auch manchmal so erscheinen. Nach innen aber haben Sie begriffen, dass viele Helfer diese Dinge einfach zur Erhaltung ihres eigenen inneren Harmoniemusters dringend benötigen. *Wer sonst hilft den Helfenden?*

Apropos sympathischer Mensch: Haben Sie sich auch schon einmal gefragt, warum Ihnen der eine Mensch sympathisch und ein anderer vollkommen unsympathisch ist? Um dieses Urteil abzugeben, benötigen Sie nicht einmal ein Gespräch mit ihm. Sie fühlen das irgendwie. Was läuft da bei Ihnen ab? Wie kommen Sie zu Ihrer Beurteilung? Auch auf diese Frage kann uns das vorgestellte Funktionsmodell der Seele eine Antwort geben: Menschen mit einem gleichen oder ähnlichen seelischen Schwingungsmuster finden sich, wenn sie nicht in Konkurrenz zueinander stehen, häufig spontan sympathisch. Man ist aus dem »gleichen Holz« geschnitzt. Daher versteht man einander ohne große Worte. Die innere Erkennungsmelodie ist ähnlich aufgebaut wie die des anderen Menschen. Das kann soweit gehen, dass ein Gefühl tiefer innerer Vertrautheit zwischen Menschen besteht, die sich gerade erst kennen gelernt haben. Wenn zwei Personen ein solches übereinstimmendes Empfinden haben, sagt man umgangssprachlich gerne: »Sie sind ein Herz und eine Seele.« Damit meint man, dass beide über ein nahezu identisches Schwingungsmuster verfügen. Dass Ihr Schwingungsmuster und das Ihres Gegenübers nicht unbedingt deckungsgleich sein muss, um als sympathisch eingestuft zu werden, zeigt uns das tägliche Leben. Es heißt zwar »gleich und gleich gesellt sich gern«, aber auch unterschiedliche Töne können durchaus zueinander passen. Ein vergleichbares Phänomen begegnet uns in der Musik bei dem Thema Harmonielehre. Diese ist eine Zusammenstellung sämtlicher Töne und Akkorde, die einen inneren Zusammenhang ergeben, d.h. die wenn man sie gleichzeitig anschlägt, einen Wohlklang (Harmonie) erzeugen. Es ist also ganz einfach ausgedrückt, die Lehre von den Tönen, die zueinander passen und natürlich auch von denen, die nicht miteinander harmonieren. Ein gleiches oder ähnliches seelisches Schwingungsmuster zu haben, ist bei Menschen kein Garant für ein anhaltendes Glück in einer Partnerschaft. Es gibt sogar einige Menschen, die fallen immer wieder auf den gleichen Wellentyp herein, ohne zu begreifen, dass die fehlende Grundübereinstimmung der inneren Schwingung zu einer unterschiedlichen Empfindung des gleichen emotionalen Reizes führen kann. Daher sind Probleme in einer solchen Partnerschaft auf Dauer kaum zu vermeiden. Ein weiterer Hinweis darauf, dass es die Schwingungen der Seele tatsächlich gibt, soll uns ein weiteres Beispiel zeigen. Haben Sie sich schon einmal gefragt, warum in der Musik das eine Lied einer Band ein Hit wird und ein anderes nicht?

Die Antwort ist recht einfach: Das Wort »Hit« bedeutet Treffer.

Lieder bestehen aus Tönen, und Töne sind nichts anderes als Schwingungen. Wenn ein Lied also ein Hit wird, dann bedeutet das, dass sehr viele Menschen die innere Schwingung des Liedes als sympathisch empfinden. Es gibt Lieder, die vermitteln uns, so oft wir sie hören, eine richtige Gänsehaut. Das sind die Lieder, bei denen eine maximale *Übereinstimmung* zwischen unserer seelischen Empfindung und der Liedschwingung vorliegt. Wir haben dann das Gefühl, dass diese Lieder ein Stück musikalischer Wahrheit beinhalten. Das ist nicht weiter verwunderlich, denn das Musikstück lehnt sich eng an unsere eigene innere Melodie an. Es sind häufig sehr einfache Lieder, die uns auf diese Weise bewegen. Es kann aber auch nur ein einzelnes Instrument sein, das im Solopart gespielt, unser tiefstes Inneres berühren kann. Haben Sie so etwas schon einmal erlebt? Ein ganzes Orchester bemüht sich, Sie zu begeistern und spielt konzertant brillant. Sie aber sitzen da und konsumieren ungerührt den musikalischen Gesamteindruck. Sie finden die Musik durchaus angenehm, aber es trifft Sie nicht wirklich. Und dann kommt plötzlich diese eine Stelle, wo eine einzige Violine oder auch eine Oboe Ihr Herz zutiefst berührt. Es läuft Ihnen heiß und kalt den Rücken herunter, vielleicht laufen Ihnen spontan einige Tränen hinunter. Sie spüren, dass das, was Sie gerade gehört haben, eine Art tief empfundene musikalische *Wahrheit* ist. Wahrheit deswegen, weil Ihr inneres Gefühl, Ihre tiefste Seelenschwingung mit den vernommenen Tönen in harmonischer Übereinstimmung steht. Sie haben ein Stück Ihrer eigenen inneren Melodie vernommen. Beide lagen auf einer ähnlichen oder sogar auf derselben Wellenlänge. Sie werden sich vielleicht die Frage stellen, warum ich Ihnen diese Dinge so ausführlich darlege. Es ist gar nicht so schwer zu verstehen.

Stellen Sie sich einmal vor, welche massiven Auswirkungen eine seelische Verletzung auf die Stimmung unserer inneren Melodie haben kann.

Bisher haben wir nur von der *Harmonie des Schwingungsmusters* der Seele gesprochen. Was aber macht ein Trauma aus unserer inneren Harmonie?

Ich will es Ihnen ganz deutlich sagen: Ein seelisches Trauma wirkt auf dieses fließende Gleichgewicht der Harmonie wie der Versuch, eine Konzertharfe statt mit den Händen mit einer Kettensäge zu spielen.

Es wird laut und schrill klingen, wobei gleich zu Anfang eine Anzahl von Saiten zerreißen wird. Unsere Melodie wird ihre Harmonie verlieren. Da einige Saiten zerrissen sind, ist die Melodie unvollständig. Sie enthält nicht mehr alle Töne. Zudem klingt der verbleibende Rest der Saiten nicht mehr wie zuvor, da das Trauma die Saiten überdehnt hat. Wir hören das selbst in uns und wir spüren das auch. Wir sind nicht mehr derselbe Mensch wie zuvor. Das traumatische Erlebnis hat uns vollkommen verändert. Die Wucht des Traumas hat die Harmonie unserer Seele empfindlich gestört und scheinbar für immer aufgelöst. Selbst unsere Mitmenschen können diese Veränderung in uns bemerken. Bevor wir uns jedoch noch eingehender mit den Auswirkungen eines Traumas auf die menschliche Seele und auf den Körper beschäftigen, möchte ich noch einmal auf den Stellenwert von seelischen Schwingungen als ein denkbares Modell der non verbalen Kommunikation hinweisen. Bisher haben wir uns bei unseren Vorstellungen von dem Gedanken leiten lassen, dass sich diese Kommunikation ausschließlich zwischen menschlichen Individuen abspielt. Die Frage, die sich dabei unwillkürlich stellt, ist: Gibt es neben der Interaktion zwischen verschiedenen Menschen gleiche oder ähnliche Abläufe auch zwischen anderen Lebewesen? Ist die Kommunikation über seelische Schwingungen etwa eine Spezies übergreifende Universalsprache der Seele? Diese Frage ist sicherlich überaus schwierig zu beantworten. Nach meinem Empfinden kann nur jeder für sich selbst, je nach seinen eigenen Erfahrungen eine passende Antwort finden. Ich persönlich halte diese Form der Kommunikation nicht nur für denkbar, sondern sogar für sehr wahrscheinlich. Auch Musik kann eine Form der Universalsprache für die Seele sein. Die wahre Bedeutung dieser Vorstellung eröffnet sich uns, wenn wir die Existenz der Schwingungen nicht nur als eine mögliche Kommunikationsforum zwischen einzelnen Menschen verstehen, sondern auch als denkbare Kommunikationsform zwischen *Mensch und Tier* zulassen. Menschen, die Haustiere wie einen Hund, eine Katze oder ein Pferd haben, berichten oftmals von einer außergewöhnlich engen seelischen Verbindung mit ihren Tieren, die weit über ein »Du gibst mir Futter und ich bin dann nett zu Dir«-Verhalten hinaus geht. Nicht selten wird so aus dem einfachen Haustier ein vollwertiges Familienmitglied. Dieser Zustand der inneren Harmonie zwischen

Mensch und Tier stellt sich nicht automatisch ein. Mensch und Tier müssen zueinander finden und zueinander passen. Sie müssen sich behutsam aufeinander einstellen. Die innere Chemie sollte stimmen. Man könnte auch sagen, dass die Harmonie der Seelen stimmen muss. Sie interessieren sich nicht für Tiere? Nein, Sie bevorzugen Pflanzen? Na prima! Dann wird es Sie vielleicht interessieren, dass wissenschaftliche Untersuchungen gezeigt haben, dass Pflanzen, denen man vermehrte emotionale Zuwendung und liebevolle Gespräche zuteil werden lässt, besser und beständiger wachsen als unbehandelte Vergleichspflanzen. Wie denn das? Diese Frage werden Sie jetzt bestimmt selber beantworten können. Sie erinnern sich doch sicherlich an die Vielschichtigkeit der Existenz der seelischen Schwingungen.

Bevor ich Ihnen jetzt rate aufgrund der Komplexität des Themas eine Lesepause einzulegen, empfehle ich Ihnen zum Abschluss dieses Kapitels einige praktische Erfahrungen mit Ihren eigenen seelischen Schwingungen und mit denen Ihrer Mitmenschen zu sammeln. Sehen Sie sich dazu bitte die nun folgenden Abbildungen einmal in Ruhe an. Die Abbildung zwei zeigt Ihnen einige Beispiele von Schwingungssignalen der Seele und nennt deren Bedeutung. Diese Schwingungssignale sind sozusagen die *lautlose Sprache* der Seele. Dabei sind die dargestellten Wellenformen natürlich nicht »wörtlich« zu nehmen, sondern nur als Hinweis auf die zu vermittelnde Botschaft zu verstehen. Ob dabei das ausgesandte Signal auch tatsächlich vom Empfänger richtig gedeutet bzw. empfangen wird, ist keineswegs sicher. So kann, wie in Abbildung drei gezeigt, die eigentliche Wahrnehmung durch vorgeschaltete Filter teilweise oder vollständig verändert werden. Ein solcher

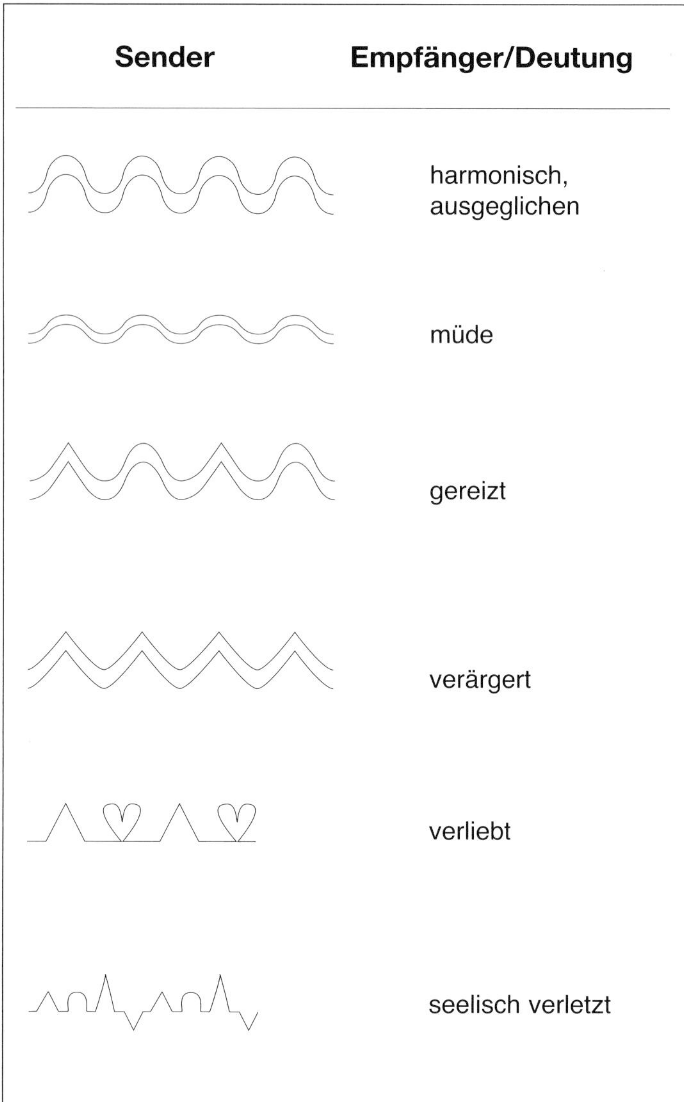

Abb. 2 *Beispiele von Schwingungssignalen der Seele*

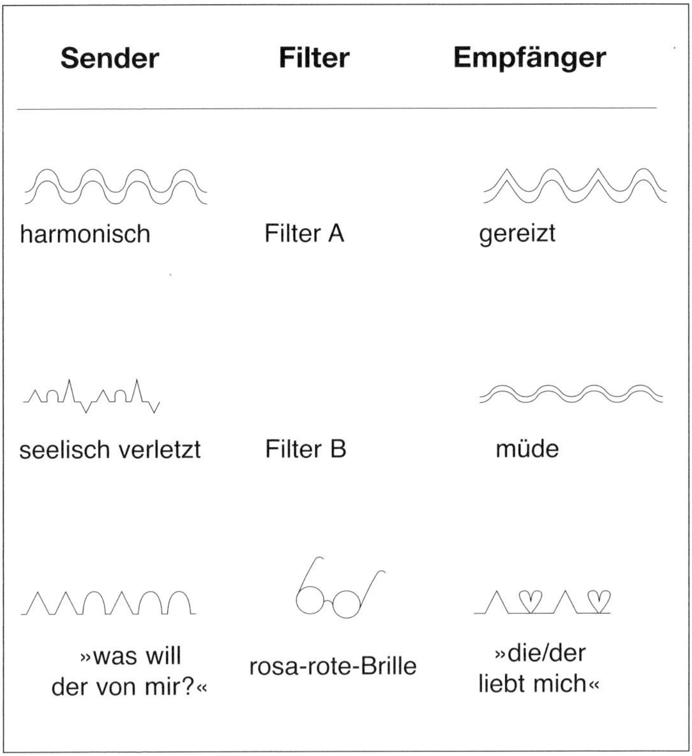

Abb. 3 *Veränderung der seelischen Signale durch Filter*

Filter kann z.B. die »rosa-rote Brille« der Verliebtheit, aber auch ein besonderer Ort, eine bestimmte Stimmung oder eine besondere Erwartungshaltung eines Menschen sein. Die Abbildung drei soll Ihnen verständlich machen, wie durch diese Filterungsprozesse seelisch ausgesandte Botschaften so verändert werden können, dass am Ende das ausgesandte Reizsignal eine andere als die eigentlich erwartete Antwort erfährt. Diese Diskrepanz zwischen dem ausgesandten Signal und der fehl gedeuteten Reak-

tion darauf kann zu dem Gefühl des Nichtverstandenwerdens führen. Die Abbildungen vier und fünf sollen Ihnen eine Vorstellung davon geben, warum ein Mensch tiefer als ein anderer Mensch empfinden kann. Es ist eigentlich ganz einfach: Die Fähigkeit tief zu empfinden, ist nach meiner Vorstellung im Wesentlichen von der Anzahl der tatsächlich verfügbaren seelischen Schwingungen abhängig. Man könnte auch sagen, von der Schwingungsfähigkeit der Seele eines Menschen. Ein tief empfindender Mensch hat vereinfacht ausgedrückt eine innere Schwingungsfähigkeit wie ein *Ozean*, während es bei einem weniger tief empfindenden Menschen eher der Wellenbewegung in einem Schwimmbad oder vielleicht sogar nur wie in einer *Badewanne* gleicht.
Das Verständnis von den Schwingungen der menschlichen Seele ist nach meiner Überzeugung in mehrfacher Hinsicht für uns von großer Bedeutung. Zum einen ist es wichtig für unseren täglichen Umgang mit Menschen. Wir verstehen auf einmal mehr davon, was zwischen Menschen außerhalb der sprachlichen Kommunikationsebene an weiterer wichtiger Interaktion abläuft. Darüber hinaus kann uns das Wissen über die Schwingungen der menschlichen Seele im Falle einer schwerwiegenden seelischen Verletzung ein wichtiger Schlüssel zu unserer eigenen verletzten

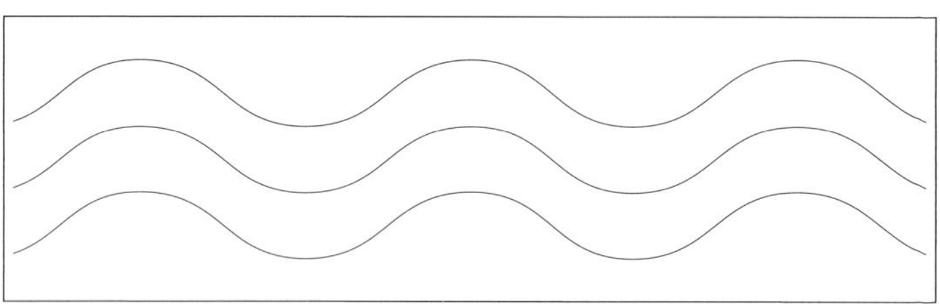

Abb. 4 *Mensch mit geringem Empfindungsvermögen*

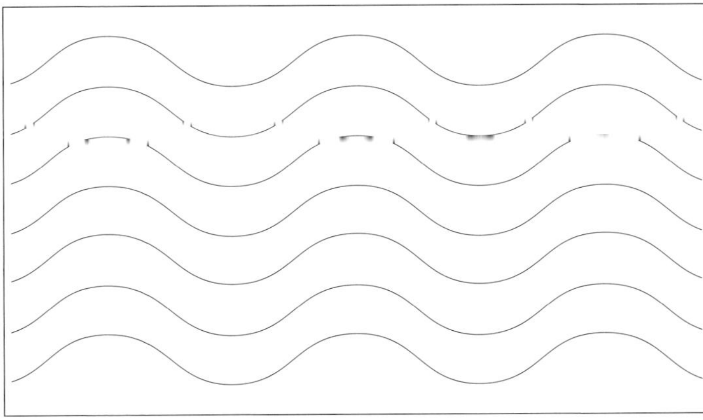

Abb. 5 *Mensch mit tiefem Empfindungsvermögen*

Gefühlswelt sein. Wir fangen langsam an zu verstehen, warum wir uns mit einer verwundeten Seele so *elend*, ja vielleicht sogar *minderwertig* fühlen.
Wie sollten wir uns denn gut fühlen können, wenn innerlich unser gesamtes seelisches Harmoniemuster in Unordnung geraten ist? Auch ein Vogel mit geknickten oder herausgerissenen Federn kann nicht fliegen. Wundern wir uns daher wirklich noch, dass unsere Seele im Zustand der Traumatisierung nicht in der Lage ist, unserem Leben Flügel zu verleihen?

Ursachen von seelischen Verletzungen

Es gibt zahlreiche Gründe, die zu einer seelischen Verletzung und zu einem Trauma führen können. Es würde den Umfang dieses Buches sicherlich sprengen, wollte ich alle nur denkbaren Ursachen hierzu aufzählen. Ich habe mich daher notgedrungen auf die am häufigsten anzutreffenden Ursachen beschränkt und versucht diese tabellarisch zusammengefasst darzustellen. Sollte ich bei dieser Vorgehensweise eine für Sie persönlich wichtige Traumaursache nicht aufgeführt haben, bitte ich um Nachsicht und um Eintrag in die dafür vorgesehenen freien Zeilen.
Vereinfacht dargestellt lassen sich die Auslöser von seelischen Verletzungen *vier großen Gruppen* zuordnen. Neben *visuellen* (z.B. Horrorfilm) und *akustischen* Auslösern (z.B. Schreie), finden wir die Ursachen vor allem in fehlgeleiteter *menschlicher Interaktion* (z.B. Partnerschaftskonflikte) und in dem Eintreffen *unerwarteter Ereignisse* (z.B. plötzlicher Todesfall). Von den genannten Ursachengruppen dürften nach meiner Einschätzung die beiden letzten am bedeutsamsten sein. Die zahlenmäßig wohl am häufigsten auftretenden Verletzungen treffen wir sicherlich in der zwischenmenschlichen Kommunikation und hier besonders in einer engen Partnerbeziehung an. Da

hiervon viele Menschen betroffen sind, wollen wir diese Probleme etwas näher beleuchten. Ein Beispiel: Stellen Sie sich vor, Sie haben seit zehn Jahren den gleichen Partner, sind seit drei Jahren mit ihm/ihr verlobt und freuen sich jetzt auf die baldige Hochzeit und auf ein schönes weiteres Leben mit Ihrem Partner. Sie sind eigentlich rundum zufrieden mit Ihrem Leben und überaus glücklich in der Partnerschaft. Doch die von Ihnen anvisierte Hochzeit wird leider nicht stattfinden, da Ihr Partner sich, entgegen seines/ihres Versprechens, Sie zu heiraten, in letzter Minute für einen anderen Menschen entschieden hat. Und siehe da: Sie werden einfach ausgetauscht. Zu allem Überfluss teilt er/sie Ihnen dann noch mit, dass er/sie Sie zwischenzeitlich mit zwei anderen Ihnen unbekannten Menschen betrogen hat. Sie können sich leicht vorstellen, in welch tiefes schwarzes Loch ein solcher Mensch fallen kann.
Die obige Szene ist ein typisches Beispiel für ein seelisches Schockerlebnis. Ich möchte es als *Crash-Erlebnis* der Seele bezeichnen. Darunter verstehe ich akute Ereignisse, die uns in ihrer Intensität wie ein Blitzschlag im tiefsten Seelenkeller treffen. Absolute Hilflosigkeit breitet sich dabei in uns aus. Da die Gewalt dieser Geschehnisse so groß ist, versagen alle seelischen Schutzvorrichtungen. Ihr Leben wird von einer auf die andere Sekunde plötzlich und für Sie vollkommen unerwartet gegen die Wand gefahren. Nichts von dem, was zuvor Bedeutung für Sie hatte, bleibt bestehen. Sie selbst dachten an nichts Böses, fühlten sich in der Partnerschaft vielleicht sogar gut aufgehoben, und jetzt wird auf einmal Ihre Welt aus den Angeln gehoben. Ihr ganzer geleisteter Einsatz für die gemeinsame Beziehung wird mit einem Schlag bedeutungslos.
Aber nicht nur diese Crash-Erlebnisse des Lebens können

zu einem seelischen Schaden führen. Weit aus häufiger sind die subtilen unterschwelligen Demütigungen und Beleidigungen z. B. in einer unerfüllten Lebensgemeinschaft. Da manchen Menschen der Mut zu einem Ausstieg aus einer unbefriedigenden Beziehung fehlt, da dieser zugleich auch eine Gefahr der eigenen finanziellen und sozialen Absicherung bedeuten kann, fügen sich viele in ihr vermeintliches Schicksal. Der Volksmund sagt: »Steter Tropfen höhlt den Stein.« In diesem Falle könnte man sagen, dass Dinge wie permanente Lieblosigkeit, anhaltende Missachtung der Bedürfnisse des Partners, Herabsetzung der Würde eines Menschen ähnlich schadhafte Auswirkungen haben wie hoch dosierte seelische Salzsäure, die man fortwährend auf die Seele gießt. Wer ist da noch verwundert darüber, dass sich die seelische Schutzschicht auf lange Sicht gesehen auflöst und unser Selbstwertgefühl am Ende so stark durch diese ständigen »Giftspritzen« zersetzt ist wie ein Schweizer Käse? Die kleinsten von außen eindringenden seelischen Belastungen können wegen der Zerstörung des Schutzmantels dauerhaften Schaden in uns anrichten. Eine häufige Ursache für diese seelischen Dauerschäden sind fortwährende *Enttäuschungen* in einer Partnerschaft. Eigentlich hatte man sich das Zusammenleben mit dem anderen ganz anders vorgestellt. Der zuvor heiß geliebte Mensch stellt sich mit den Jahren als echter Pantoffelheld heraus. Er ist unordentlich, vernachlässigt sein Aussehen und hilft bei der Hausarbeit kaum mit. Zudem lässt er immer häufiger seine schmutzigen Socken herumliegen. Auch sonst ist er kein Freund von Sauberkeit und Ordnung. Am Anfang der Beziehung ärgert Sie das nur, und Sie versuchen, durch ein offenes Gespräch eine Verbesserung der Situation herbeizuführen. Aber Ihr

Partner denkt gar nicht daran, sich zu ändern und lässt, um Sie zu ärgern, ab sofort auch seine schmutzige Unterwäsche verstreut im Wohnzimmer herumliegen. So langsam platzt Ihnen der Kragen, und es kommt zu einem offenen Streit. Dieser stellt sich aber leider nicht als reinigendes Gewitter heraus, sondern als Einstieg in einen echten Beziehungskonflikt. Die Verletzungen eskalieren. Auf die Beleidigung des einen folgt prompt der Gegenschlag des anderen. Eine solche Beziehung kann mit der Zeit traumatisierenden Charakter annehmen.

Zusammenfassend können wir festhalten, dass die Ursachen für die Entstehung einer seelischen Verletzung sehr vielfältig sein können.

Häufig liegt die Wurzel jedoch auf der *zwischenmenschlichen* Kommunikations- und Beziehungsebene. Neben den bereits genannten Beispielen ist hier auch der von vielen Menschen selbst erlebte und durchlittene Liebeskummer eine häufige Ursache der seelischen Verletzung in diesem Bereich. Da er in der Praxis häufig vorkommt, wollen wir uns mit diesem Phänomen in einem späteren Kapitel eingehender beschäftigen.

So verschieden die Ursachen der seelischen Verletzung auch sein mögen, die Möglichkeit, dass aus einer einfachen »seelischen Verletzung« ein »seelisches Trauma« sich entwickelt, ist nahezu bei allen Ursachen gegeben. Auffällig dabei ist, dass ein und dasselbe Ereignis verschiedene Menschen seelisch vollkommen *unterschiedlich* belasten kann. Während z. B. die Trennung von einer langjährigen Partnerin den einen Mann in existentielle Not bringen kann, lässt die gleiche Konstellation einen anderen Mann vollkommen gelassen und unberührt. Jede Seele scheint eine persönliche individuelle *Belastungsgrenze* zu haben. Wir kennen das aus der Technik. Jede Konstruktion hat hier eine solche individuelle Grenze der Belastbarkeit. Bei der Konstruktion einer Brücke z. B. wird genau festgelegt, wie groß die Belastung maximal sein darf. Fahren mehr Fahrzeuge als erlaubt über die Brücke, kann diese einstürzen. Das ist bei einer menschlichen Seele nicht anders. Wird die zumutbare Belastung überschritten, kann die Seele Schaden nehmen. Oder ein anderes Beispiel: Denken Sie doch an das tragische Unglück der Titanic. Sie galt als unsinkbares Schiff und trotzdem hat die Titanic den Eisberg so unglücklich gerammt, dass der riesige Luxus-Liner gesunken ist. Was ich damit sagen will ist: Trifft man die Seele eines Menschen an der *richtigen* Stelle, dem so genannten »wunden Punkt«, kann sie aus ihrer inneren Balance herausgelöst werden und auf diese Weise Schaden nehmen. Ähnlich wie ein Globus, dessen Achse nicht mehr zentriert verläuft, verliert eine solche Seele ihr ausgewogenes Schwingungsverhalten. Man könnte auch sagen, ein solcher Mensch verliert seine »goldene Mitte.« Im allerschlimmsten Fall, z. B. als Folge eines seelischen Crash-Erlebnisses kann die seelische Achse sogar vollkommen aus ihrer Verankerung herausgelöst werden. Ein solcher Mensch findet im wahrsten Sinne des Wortes keinen Halt mehr. Er ist aufgrund der komplett zerstörten Achsengeometrie kaum mehr in der Lage, ein stabiles inneres Gleichgewicht aufzubauen. Wer einmal in seinem Leben ein Stück seiner inneren Balance verloren hat, weiß, welch' kostbares Gut eine ausgeglichene harmonische Seele ist.

Neben der Verletzung einer *einzelnen* Person, also neben dem *Einzeltrauma*, gibt es natürlich auch Ereignisse, die *mehrere* Personen gleichzeitig treffen können. Besonders schwerwiegende Ereignisse können mitunter ein ganzes

Land, ja sogar einen Teil der Erdbevölkerung treffen. In diesen Fällen spricht man von *kollektivem Trauma*. Beispiele hierfür sind der terroristische Flugzeugangriff auf das World Trade Center am 11. September 2001 in Amerika oder der Tod der »Königin der Herzen«, Prinzessin Diana in Großbritannien. Auch der Holocaust im zweiten Weltkrieg, die Reaktorkatastrophe von Tschernobyl sowie die Tsunami-Katastrophe am 26. Dezember 2004 in Asien können zu den kollektiven Traumata gerechnet werden. So gewaltig kollektive Traumata auch sein mögen, sie scheinen insgesamt rascher überwunden zu werden als Einzeltraumata. Zwar scheint die Welt bei Eintritt eines kollektiven Traumas für einen Augenblick lang den Atem anzuhalten, jedoch kehrt sie überraschend schnell zur Tagesordnung zurück. Eine mögliche Erklärung für diese Beobachtung ist neben der zunehmenden Reizüberflutung in einer sich rasch wandelnden Welt die Tatsache, dass der Einzelne bei einem kollektiven Trauma mit seiner persönlichen Trauer keineswegs auf sich allein gestellt ist. Er ist vielmehr eingebettet in eine große mittrauernde Solidargemeinschaft. Das bedeutet, die individuelle Trauer des Einzelnen wird von vielen anderen mitgetragen. In diesem gemeinschaftlichen Erleben kann Trost und Heilung liegen. Auf diese Weise lässt sich Trauer schneller durchleben und auch rascher abschließen. Untersuchungen haben gezeigt, dass Traumata, die durch Naturkatastrophen entstanden sind, rascher und besser verarbeitet werden als solche, die durch Menschenhand verursacht worden sind. Es fällt uns also leichter das scheinbar schicksalhafte traumatische Naturereignis anzunehmen als sich gegen einen gewollten menschlichen Aggressor zur Wehr zu setzen. Zu allen Zeiten unseres Lebens können solche individuellen

Angriffe auf die Integrität unserer Seele eine große Belastung darstellen. Erschreckend häufig jedoch werden seelische Verletzungen und auch Traumata in der Kindheit und frühen Jugendzeit angelegt. Nicht wenige dieser Verletzungen scheinen ein ganzes Leben lang anzuhalten. Das mögliche Spektrum ist weit gefächert und reicht vom sexuellen Missbrauch über Gefühle der Bevorzugung eines Geschwisterteils bis zur bewussten fehlenden Anerkennung mit daraus folgendem schwachen Selbstwertgefühl. So berichtete mir ein heute zweiundachtzigjähriger Mann eingehend davon, dass er bis zum heutigen Tage wegen der ständigen verbalen Herabsetzungen durch seine Mutter Zeit seines Lebens an einem geringen Selbstwertgefühl leide. Lob und Anerkennung habe er trotz guter Leistungen in der Schule nie bekommen. Dafür aber immer massive Vorhaltungen, was aus ihm hätte alles werden können, wenn er sich nur richtig angestrengt hätte. Dabei hatte es der Mann während seiner aktiven Berufszeit bis zum stellvertretenden Direktor an einer Schule gebracht. Zudem war er in seiner Familie und in seinem Bekanntenkreis wegen seines umfassenden Allgemeinwissens überaus anerkannt.
In einem anderen Fall verdächtigte eine Mutter ihre heranwachsende Tochter auf schamverletzende Weise, dass sie erstmalig sexuellen Kontakt mit einem deutlich älteren Mann gehabt habe. Dabei ging die Mutter derartig unsensibel vor, dass die Tochter auch heute noch unter diesem Vorfall leidet. So ist es diesem Menschen bis heute nicht möglich sich von einem Frauenarzt untersuchen zu lassen.
Ein drittes Beispiel: Hätten Sie sich vorstellen können, dass eine Mutter ihr drei Jahre altes Kind wegen einer Beziehung mit einem anderen Mann im Waisenhaus abgibt,

nur weil der Kleine die neue Beziehung stört? Sie sicherlich nicht; ich, ehrlich gesagt, auch nicht und trotzdem hat sich die Geschichte dieses Kindes exakt so zugetragen. Sie können sich unschwer vorstellen, welche Schwierigkeiten ein solcher Mensch beim Finden seines Urvertrauens anderen Menschen gegenüber haben kann. Aufgrund der Schwere des Ereignisses befindet sich dieser Mensch heute in psychologischer Behandlung und kämpft gegen seine Depressionen.

Drei Beispiele von vielen möglichen. Alle behandeln unterschiedliche Probleme, aber eines haben sie trotzdem gemeinsam. Die genannten Verletzungen betreffen *Kinder und Jugendliche*. Seelische Verletzungen können in jedem Lebensalter bleibende Schäden hervorrufen. Besonders intensiv scheinen die Auswirkungen jedoch bei Kindern und Jugendlichen zu sein. Warum aber sind die Verletzungen gerade im Kindesalter und auch im frühen Jugendalter so prägend und bedeutsam?

Das Ihnen bereits bekannte Strukturmodell der Seele kann uns auch auf diese Frage Antwort geben: Die Schutzschicht einer kindlichen Seele ist bei weitem noch nicht so ausgeprägt wie bei einem erwachsenen Menschen. Es fehlen zumeist Vorerfahrungen und wirksame Reparaturmechanismen.

Kinderseelen vertrauen leicht und sind auf ihrer Entdeckungsreise durch ihre kleine Welt weit geöffnet. Das Wort der Eltern und von Erwachsenen allgemein hat eine große Bedeutung, ja zum Teil sogar eine Vorbildfunktion für Kinder. Das alles trägt zu einer hochgradigen Verletzbarkeit bei. Eine Kinderseele ist ähnlich wie ein ungeschliffener Diamant. Sie trägt das ganze Potential eines Edelsteins in sich, kann aber andererseits durch die

Flamme eines einzigen seelischen Feuerzeugs verglühen. Das Wissen um die starke Verletzbarkeit speziell einer Kinderseele sollte uns zur besonderen Wachsamkeit in unserem persönlichen Umgang mit Kindern anhalten. Zwar ist die seelische Substanz einer Kinderseele überaus elastisch und flexibel, weswegen sich Kinder sehr schnell auf neue Situationen einstellen können. Diese Eigenschaft darf uns aber nicht über die eigentliche Verletzbarkeit hinwegtäuschen. Es ist sicherlich leichter unsere Zunge und uns selbst im Zaum zu halten, als eine seelische Verletzung zu heilen.

✎ Eigene Notizen

Tab. 1 *Beispiele für Ursachen seelischer Verletzungen*

A. visuelle Auslöser

- Horrorfilme
- persönliche Gewalterlebnisse
- Anblick von Leichen, Anblick von getöteten und entstellten Tieren (Schlachthof),
- visuelle Eindrücke bei Katastrophen wie Brand, Erdbeben, Unfällen

B. akustische Auslöser

- unheimliche Schreie z. B. von sterbenden oder ertrinkenden Menschen und Tieren
- Geräusche eines Unfallereignisses
- unheimliche unerklärliche Geräusche, besonders nachts
- Kriegseindrücke wie Geräusche von Granatwerfern, Geräusch von Sturzkampfbombern (Stuka), Maschinengewehrfeuer, Sirenenalarm

C. menschliche Interaktion

- körperliche oder seelische Gewalt gegen Menschen oder Tiere
- Sexueller Missbrauch, Vergewaltigung, Liebesentzug
- mangelnde seelische und/oder körperliche Zuwendung
- traumatische Kindheit (z. B. alkoholkranke oder psychisch kranke Eltern), gewaltsame Erziehung
- seelisches und körperliches Leiden der Partner von Suchtkranken
- krankhafte Eifersucht
- Hänselungen aufgrund von Behinderungen z. B. kör-

perliche und geistige und psychische Behinderungen, oder wegen besonderer Neigungen und Veranlagungen, wegen Religionszugehörigkeit oder Nationalität wegen optischer Auffälligkeiten z. B. auffällige Körpergröße, Über-/Untergewicht, Schielen, abstehende Ohren, zu große/zu kleine Brust oder Nase, hinkender Gang, Sprachfehler, andere Hautfarbe, anhaltendes Bettnässen und Einkoten
- persönliche Eigenarten wie monotone Satzwahl, wiederkehrende Gesten und Gebärden, Ausüben anderer Sitten und Gebräuche
- Mobbing am Arbeitsplatz
- bewusstes Bedrängen von Menschen (Stalking)
- Bevorzugung bzw. Benachteiligung von abhängigen Personen
- bewusstes Demütigen und Schikanieren abhängiger Personen

D. besondere Ereignisse und Erlebnisse:
- plötzliche Erkrankungen (Krebs, Herzinfarkt, HIV-Infektion)
- plötzliche Arbeitslosigkeit, unerwartete Degradierungen
- plötzlicher Tod eines Menschen (z. B. Kindstod)
- Selbsttötungsversuch von nahe stehenden Personen
- Trennung, Scheidung, im Stich gelassen werden
- Arbeits- und Verkehrsunfälle
- chirurgische Eingriffe, Geburtstrauma, Tod-/Fehlgeburt, Abtreibung
- terroristische Angriffe/Gewalttätigkeiten
- schockartige Erlebnisse

- erfolgloses Ankämpfen gegen Entwicklungen, Entscheidungen oder Erkrankungen
- Verlusterlebnisse aller Art (z. B. wichtige Bezugspersonen)
- seelische Extrembelastungen (z. B. Geiselnahme, Banküberfall)
- unerwartetes Verhalten von anderen Mitmenschen
- Schuldgefühle an Krankheit/Tod/Not eines anderen Menschen
- Fehlentscheidungen und deren Auswirkungen
- Prüfungen und Examina aller Art
- unerfüllte Lebenswünsche (Partner-/Kinderwunsch)
- Erlebnis verpasster Chancen (beruflich/privat)
- Naturkatastrophen und deren Auswirkungen

Weitere mögliche Ursachen:

- ______________________________
- ______________________________
- ______________________________
- ______________________________
- ______________________________
- ______________________________
- ______________________________

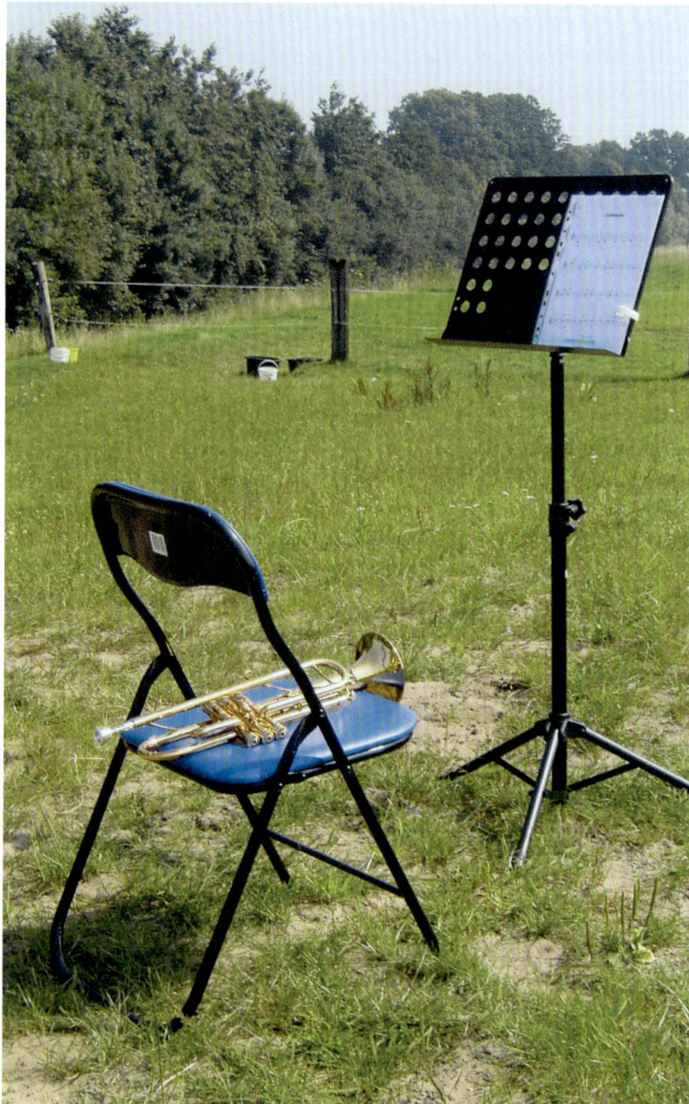

Das Leben kennt nicht nur harmonische Töne

Der Unterschied zwischen einer seelischen Verletzung und einem Trauma

Um Ihr inneres Ohr, das ich mit diesem Buch erreichen möchte, nicht allzu rasch zu ermüden, habe ich die Begriffe »seelische Verletzung« und »seelisches Trauma« scheinbar gleichbedeutend nebeneinander her verwendet. Obwohl diese beiden Begriffe sehr ähnlich klingen und sicherlich auch eng miteinander verwandt sind, müssen wir diese doch inhaltlich sorgsam voneinander trennen. Worin aber besteht der Unterschied?

Unter dem Begriff »seelische Verletzung« verstehe ich eine Verletzung der Seele, die diese zwar schwer getroffen hat, die aber infolge der natürlichen Reparaturmechanismen wie Lob, Anerkennung, ausgeprägtes Selbstwertgefühl etc. mit der Zeit spontan verheilt. Es mag eine Narbe als Hinweis auf die erlebte Verletzung zurückbleiben. Diese ist aber nicht weiterhin hinderlich. Sie entstellt uns nicht auf Dauer. Wir haben sozusagen Dank des natürlichen Ausheilungsprozesses »nur« eine seelische Schramme erlitten.

Wenn eine Wunde spontan verheilt, sprechen wir in der Medizin von »primärer Wundheilung.« Das ist auch die Art der Abheilung bei einer seelischen Verletzung. Der Be-

griff des »seelischen Traumas« dagegen meint, dass die seelische Wunde *nicht* infolge der natürlichen Selbstheilungskräfte unserer Seele spontan verheilt. In der Medizin sprechen wir dann von einer »sekundären Wundheilung.« Das bedeutet, die Wunde entzündet sich. Bakterien dringen ein. Sie wird heiß und schmerzt fürchterlich. Die Wunde kann vereitern. Je nach Größe der Verletzung kann es so mehrere Wochen und Monate dauern, bis die Wunde unter Hinterlassung einer hässlichen, zum Teil sogar hinderlichen Narbe endlich zur Ruhe kommt.
Auch ein zweites Beispiel soll Ihnen den Unterschied der genannten beiden Begriffe verdeutlichen. Stellen Sie sich hierzu ein Schiff auf hoher See vor, welches in einen schweren Sturm gerät. Das Schiff tanzt auf den Wellen. Es wird hoch und herunter getragen. Dabei neigt sich das Schiff bedrohlich zur Seite und bekommt eine mehr oder minder starke Schlagseite. Bei einer seelischen Verletzung richtet sich das Schiff immer wieder auf. Es bleibt auf seinem eingeschlagenen Kurs und geht nicht unter. Es mag zwar im Fahrplan eine leichte Verspätung geben, aber das Schiff kommt sicher an sein Ziel. Bei einem seelischen Trauma dagegen verrutscht, bildlich gesprochen, die seelische Ladung im Frachtraum. Das Schiff bekommt eine gefährliche Schlagseite und kann sich nicht mehr aus eigener Kraft wieder aufrichten. Die verrutschte Ladung hält es in der Schräglage fest. Das Schiff droht zu kentern. Selbst wenn der Sturm vorüber ist, behält das Schiff seine unnatürliche Lage. Es liegt weiterhin schräg im Wasser. Es kann sich erst dann wieder aufrichten, wenn die Ladung im seelischen Frachtraum wieder geordnet worden ist und alles wieder an Ort und Stelle steht. Ich glaube, dass Sie nun den Unterschied verstanden haben. Obwohl wir die

Begriffe »seelische Verletzung« und »seelisches Trauma« jetzt sehr streng voneinander getrennt haben, sollten wir uns doch darüber im Klaren sein, dass zu jeder Zeit das eine in das andere übergehen kann. Ebenso wie eine scheinbar harmlose Schnittwunde sich jederzeit entzünden und in eine sekundäre Wundheilung übergehen kann, ebenso ist es möglich, dass eine seelische Verletzung in ein Trauma übergeht. Wovon ist das abhängig, welche Faktoren entscheiden hierüber?
Mit dieser Frage beschäftigen wir uns in dem nun folgenden Kapitel.

Eigene Notizen

Faktoren zur Traumaentstehung

Die Frage, ob eine Verletzung der Seele sich zu einem Trauma ausweitet oder nicht, ist m.E. im Wesentlichen von folgenden fünf Faktoren abhängig.

1. Vorhandensein von Kompensationsmöglichkeiten
2. Von den Vorerfahrungen eines Menschen (Erfahrungsschatz)
3. Von der Sensibilität des Individuums (Empfindsamkeit)
4. Von der Anpassungsfähigkeit des seelischen Erlebens (Flexibilität)
5. Von der Traumaintensität und von der Dauer der Einwirkungszeit

Wir wollen nun die einzelnen Punkte näher beleuchten, um ein besseres Verständnis von ihnen zu bekommen.

Vorhandensein von Kompensationsmöglichkeiten

Im Jahre 2004 lernte ich in meiner Praxis einen Patienten kennen, der viele Jahre lang als Berufsmusiker in einer Tanzkapelle erfolgreich sein Geld verdient hatte. Er war, bevor er an einem Alkohol bedingten Leberleiden erkrankte, mit seiner Gitarre und seinem Banjo durch die ganze Welt gereist. Der Mann war ein leidenschaftlicher Musiker und liebte seinen Beruf über alles. Musik zu machen, war für ihn sein Leben. Eines Tages ereilte ihn auf einer seiner Reisen ein schwerer Verkehrsunfall, bei dem er die Gelenkigkeit der Finger seiner rechten Hand dauerhaft einbüßte. So kam es, dass er nicht mehr Gitarre und Banjo spielen konnte. Doch statt mit seinem Schicksal zu hadern, entschloss sich der Mann ein anderes Instrument zu erlernen. Da er überaus musikalisch war, gelang es ihm in kurzer Zeit, sich als Schlagzeuger in seiner Band weiterhin musikalisch zu betätigen. Er hatte zwar eine schwere Verletzung erlitten, fand aber einen Weg, diese zu kompensieren.

Ähnlich wie in dem Fall des Musikers verhält es sich auch bei seelischen Verletzungen. Gibt es genug positive Gegensignale für die Seele, so wird ein negatives seelisches Ereignis in seiner Schwere vermindert wahrgenommen, so dass der Entstehung eines seelischen Traumas entgegen gewirkt wird. Das ist etwa wie bei einem Schulkind, bei dem die fünf in Biologie durch die sehr guten Leistungen in Englisch und Mathematik ausgeglichen werden.

Vorerfahrungen

Erfahrungen sind, so sagt man, das halbe Leben. Wir alle machen täglich Erfahrungen, sowohl gute als auch schlechte. Das Durchleben von Ereignissen ist wichtig für uns, um letztlich zu dem Menschen reifen zu können, der wir als erwachsener Mensch schließlich sind. Da wir aus unseren gesammelten Erfahrungen lernen können, spricht man umgangssprachlich gerne von einem »Erfahrungsschatz«. Dieser Ausdruck macht uns den Wert von Erfah-

rungen deutlich. Sie sind die wahren Lehrmeister unseres Lebens. Dieser Erfahrungsschatz ist uns Hilfe und Orientierungsmaßstab in unserem Denken und Handeln. Ein Mensch mit einem reichen Erfahrungsschatz kann Situationen besser und zielgerichteter einordnen.
Er kann in der Regel auf seine Vorerfahrungen zurückgreifen und eine sich stellende Aufgabe leichter und teilweise sinnvoller lösen. Für die Entstehung eines Traumas bedeutet dies, dass ein Mensch mit vielen Vorerfahrungen in der Regel weniger traumagefährdet ist als ein unerfahrener Mensch. Verfügt z. B. ein Mensch aufgrund vieler positiv verlaufener Partnerwerbungen über ein ausgeprägtes Selbstvertrauen, so wird er über den Verlust einer einzelnen Partnerschaft wohl eher hinwegkommen als ein an sich selbst zweifelnder Mensch. Die positive Vorerfahrung, also sein positiver Erfahrungsschatz, hat ihn in dem Fall der Verweigerung einer Partnerschaft vor der Entstehung eines seelischen Schadens bewahrt. Traten in der Vergangenheit indes überwiegend negative Erfahrungen bei der Partnersuche auf, kann dieses ein bahnbrechendes Element bei der Entstehung eines seelischen Traumas sein.

Sensibilität

Die Sensibilität ist eine Art *Eingangsfilter* der Seele, mit dem die auf uns einwirkenden Ereignisse mehr oder weniger intensiv empfunden werden. Wir alle verfügen über diese seelischen Filter und setzen sie zumeist in bestimmten Situationen sehr individuell ein. Zu Weihnachten z. B. scheinen die meisten Menschen ein seelisches Feinstfilter eingelegt zu haben. Selbst die uns lange bekannten, immer wieder gehörten Lieder stimmen uns rührselig, und der Anblick des geschmückten Weihnachtsbaumes kann uns zu Tränen rühren. Gehen wir dann aber nach den Feiertagen mit unserer ausgefüllten Steuererklärung zum Finanzamt, um dem Beamten hier Rede und Antwort über unsere Einkünfte zu stehen, dann dürfte in der Regel ein anderes Seelenfilter eingelegt sein. Dieses Beispiel zeigt, dass unsere Sensibilität durchaus *situationsabhängig* sein kann. Das ist eigentlich vollkommen einleuchtend, denn wir sind nicht stets in der gleichen Stimmung. Es gibt aber neben dieser situationsabhängigen Sensibilität durchaus auch einen bei einem individuellen Menschen vorrangig vorherrschenden Sensibilitätstyp. Dieser ist sozusagen das *individuelle seelische Strickmuster* eines Menschen. Wir alle kennen das. Es gibt sensible Menschen, die bereits bei geringer seelischer Belastung anfangen zu weinen. Unter einem sensiblen Menschen verstehen wir einen seelisch besonders empfindsamen Menschen.

Im Umgangssprachgebrauch spricht man gerne bei besonders sensiblen Menschen von »dünnhäutig« oder »zart besaitet« oder auch abwertend von einem »Sensibelchen«, wohingegen man bei einem Menschen mit groberer Natur gerne sagt: » Der hat ein dickes Fell« oder »Er ist aus grobem Holz geschnitzt.« Wenn wir unser bereits besprochenes Modell vom Aufbau der Seele zur Hilfe nehmen, begreifen wir rasch, was mit diesen Ausdrücken gemeint ist. »Dünnhäutig« bedeutet, dass dieser Mensch eine geringe seelische äußere Schutzschicht hat und somit durch dasselbe Ereignis verletzbarer als ein Dickhäuter sein kann, der über eine größere seelische Schutzschicht verfügt. Natürlich kann die Ursache der verminderten Belastbarkeit beim Dünnhäuter auch an einer ausgeprägteren Empfangsbereitschaft emotionalen Reizen gegenüber liegen. Für das Entstehen eines Traumas bedeutet dies, dass ein seelisch sensibler Mensch eher der Gefahr einer Traumatisierung unterliegt als ein weniger sensibler Mensch.

Flexibilität

Als vierter Einflussfaktor für das Entstehen eines möglichen seelischen Traumas bei einem Menschen ist die *individuelle Anpassungsfähigkeit* der eigenen Seele zu nennen. Hierunter verstehen wir die Fähigkeit, sich mit vorhandenen oder sich entwickelnden Lebensumständen im positiven Sinne so auseinanderzusetzen, dass eine befriedigende Kompromisslösung gefunden wird. Flexibilität beschreibt also, vereinfacht ausgedrückt, die Fähigkeit, sich auch mit anders als geplant verlaufenden Lebensumständen arrangieren zu können.
Ein Beispiel: Hat Sie ihre langjährige Freundin Petra verlassen, so könnte es nach einer kurzen Trauerphase über den Verlust der Freundin durchaus möglich sein, dass Sie die Vorteile ihrer Schwester namens »Heidrun« entdecken. Während Petra blond und von Beruf Krankenschwester war, ist Heidrun Bankangestellte und hat braune Haare. Da sowohl Petra als auch Heidrun nette und attraktive Frauen sind, ist es Ihnen nach einigen Jahren der positiven Partnerschaft mit Heidrun im wesentlichen eigentlich fast gleichgültig, mit wem von beiden Sie nun definitiv verheiratet sind. Frei nach dem Motto »Andere Mütter haben auch schöne Töchter«, können Sie sich also durchaus mit dem Gedanken anfreunden, mit einer braun-haarigen Bankangestellten zusammen zu leben. Die Trennung von Petra wird daher, dank der *Anpas-*

sungsfähigkeit Ihrer Seele kein traumatisches Erlebnis auf Dauer bei Ihnen hinterlassen.
Die Flexibilität ist also eine Art seelischer Kompromissbereitschaft, die das Entstehen eines seelischen Traumas wirksam verhindern kann.

Traumaintensität

Der wohl wichtigste und bedeutsamste Faktor bei der Entstehung eines Traumas ist die *Intensität* des traumatischen Ereignisses an sich.
Dabei gilt die einfache Gleichung: Je stärker das eintreffende Signal, desto größer ist die Wahrscheinlichkeit, dass hieraus ein definitives seelisches Trauma entsteht. Der Kern einer traumatischen Erfahrung ist die völlige Ohnmacht und Hilflosigkeit gegenüber dem Ereignis. Hierzu zwei Beispiele aus meiner Sprechstunde:
Eine junge Mutter schaut morgens wie gewohnt in den Stubenwagen, weil sie sich darüber wundert, dass ihr sonst quengelnder Säugling sich noch nicht wie gewohnt gemeldet hat. Da macht sie eine furchtbare Entdeckung: Der noch vor wenigen Stunden so muntere Säugling bewegt sich nicht mehr. Seine Haut ist kalt, aschfahl und klebrig. Der sofort herbeigeholte Notarzt bestätigt den furchtbaren Verdacht der Mutter, dass ihr Kind an dem noch ungeklärten Krippentod verstorben ist. Das Kind wurde acht Monate alt.
Ein zweites Beispiel:
Eine junge Frau von etwa fünfunddreißig Jahren verabschiedet ihren Mann morgens wie immer mit einem liebevollen Kuss an der Haustüre. Es ist eigentlich ein Tag wie jeder andere. Die zwei älteren Kinder gehen wie gewohnt

in die Schule. Nur der kleine Sebastian weilt zu Hause bei der Mutter. Der Tag verläuft zunächst wie gewöhnlich. Die Kinder kommen aus der Schule, essen zu Mittag und gehen nach dem Erledigen ihrer Hausaufgaben ihren eigenen Interessen nach. Auch der Nachmittag verläuft ohne besondere Vorkommnisse. Erst gegen Abend wird die junge Frau ein wenig unruhig. Ihr Mann ist noch nicht zu Hause eingetroffen. »Offensichtlich kommt er heute wohl besonders spät nach Hause«, denkt die junge Frau. »Es ist durchaus möglich, dass er heute Überstunden machen muss.« Die Stunden vergehen, aber der Mann kommt nicht. Stattdessen fährt ein Polizeiwagen vor dem Haus vor, aus dem zwei Beamte in Zivil aussteigen. Diese versuchen der verängstigten Ehefrau möglichst schonend beizubringen, dass ihr Mann bei einem Arbeitsunfall in der Firma tödliche Verletzungen erlitten hat. Es bedarf wohl nur einer geringen Fantasie sich vorzustellen, wie rasch durch die in den beiden Beispielen geschilderten akuten Lebensereignisse sich ein handfester seelischer Schaden entwickeln kann. Dieses Trauma entsteht sozusagen als *Akutcrash* der Seele. Man könnte es bildlich mit einer seelischen Reaktorschmelze wie in Tschernobyl vergleichen. Diesem *zeitunabhängigen* Typ der Traumatisierung liegt zumeist ein unerwartetes dramatisches *Akutereignis* zugrunde. Die Intensität des Ereignisses ist bei diesem Typ so gewaltig, dass das Erlebnis wie ein Blitzschlag unmittelbar bis in die tiefsten Schichten der menschlichen Seele vordringt. Keine Schutzschicht hält der Intensität des erlebten Ereignisses stand.

Neben diesem Akutcrash der Seele gibt es einen zweiten Typ, der auf den ersten Blick deutlich weniger spektakulär erscheint. Aufgrund der hier anzutreffenden eher geringen seelischen *anfänglichen* Belastung ist man fast geneigt, diesen Typ als unproblematisch einzustufen. Doch Vorsicht!

Dieser Typ ist *zeitabhängig*, d.h. er nimmt mit zunehmender Wiederholung an Intensität zu. Hier lautet das Motto also: »Steter Tropfen höhlt den Stein.« So kann z.B. eine immer wieder vorgetragene Kritik an einem Wesensmerkmal Ihrer Person oder an Ihrem äußeren Erscheinungsbild Ihre Seele nachhaltig verletzen. Die ständig wiederholte Aussage, Ihre Nase oder Ihr Gesäß seien zu groß oder zu klein, zu dick oder zu lang, kann Sie auf Dauer so verletzen, dass Ihre seelischen Schutzschichten komplett durchdrungen werden und Ihnen ein seelisches Trauma droht.

Im Falle mit der Nase können Sie natürlich einen Schönheitschirurgen aufsuchen und ihn bitten, Ihre vermeintlichen optischen Defizite zu beseitigen. Aber was, bitte machen Sie, wenn Sie eine Körpergröße von ein Meter und dreißig Zentimetern oder von über zwei Metern haben? Ständig müssen Sie sich dem Vorwurf des »Zwergen« oder des »Riesen« erwehren. Sie sind, ob Sie wollen oder nicht, auf Dauer traumagefährdet.

Sicherlich ließen sich neben den genannten fünf Faktoren noch weitere Faktoren wie z.B. die *Dauer der Einwirkungszeit* eines Traumas oder die unterschiedliche Ausprägung von *Frustrations- und Leidenstoleranz* bei einem Menschen nennen, die ebenfalls einen Einfluss auf eine Traumaentstehung haben können. Auch die *Vorhersehbarkeit* eines traumatischen Ereignisses dürfte m.E. bei der Traumaentwicklung eine Rolle spielen. Wenn wir uns also innerlich auf das dramatische Ereignis einstellen konnten, waren unsere äußeren seelischen Schutzschichten aktiviert. Wir hatten dann die Möglichkeit uns seelisch einzuigeln.

Um die Dinge aber nicht unnötig zu komplizieren, habe ich mich bewusst auf die dargestellten fünf Faktoren beschränkt.

Eigene Notizen

Auswirkungen des Traumas auf die Seele

Wenn Sie einen Menschen mit einem Messer verletzen, dann sehen Sie zumeist eine offene blutende Wunde. Wenn Sie den gleichen Menschen mit Worten, Gesten oder Taten seelisch verletzen, dann sehen Sie zumeist *nichts*. Aber bitte, lassen Sie sich nicht täuschen! Dass Sie nichts sehen, bedeutet noch lange nicht, dass tatsächlich nichts passiert ist. Sie haben ihn möglicherweise *stärker* verletzt als mit dem Messer. Seelische Wunden kennen kein Blut. Sie kennen »nur« Tränen. Tränen sind, bis auf die Ausnahme der Freudentränen, das Blut der verletzten Seele.

So unterschiedlich die Ursachen von seelischen Verletzungen auch sein mögen, das Reaktionsmuster als Antwort auf den schweren seelischen Reiz kann recht einheitlich sein. Wir können bei dieser Reizantwort der Seele unterschiedliche Phasen voneinander unterscheiden, die kaskadenartig ineinander übergehen können. Nicht bei allen seelischen Verletzungen geht die Reizantwort bis zum Ende der möglichen Reaktionskette. Bei eher guter seelischer Ausgangssituation und bei positiven Verstärkern kann die Reaktionskette vor der Entstehung eines Traumas unterbrochen werden. Das gleiche gilt für geringe seelische Verletzungen. Doch folgen wir nun der Verarbeitung einer *schweren seelischen Verletzung* auf ihrem Weg durch die fünf Phasen der Traumaentstehung.

Schockphase

Diese ist die erste Phase der Traumaentstehung und ist dadurch gekennzeichnet, dass einen Menschen eine massive seelische Belastungssituation zumeist vollkommen unvorbereitet trifft.
Das kann der unerwartete Tod eines nahestehenden Menschen sein oder die Trennung von der besten Freundin wegen eines anderen Mannes.
Das kann im Einzelfall aber auch die Diagnose »Krebs« beim nächsten Arztbesuch sein oder der plötzliche Verlust des Arbeitsplatzes. Jedes dieser Ereignisse kann wie ein *Blitzschlag* in Ihre Seele eindringen. Diese Erlebnisse sind so stark und nachhaltig, dass sie alle Schutzschichten mühelos durchschlagen und sich wie ein nicht entschärfter Blindgänger tief in Ihrem Herzen einnisten können. Diese Schockphase gleicht somit einer akuten *Crash-Phase* der Seele. Ihr Leben verändert sich von einer Minute zur anderen. Sie sind wie gelähmt. Sie haben das Gefühl, in einem Film zu sitzen. Das vor Ihnen ablaufende Handlungsgeschehen erinnert Sie mehr an einen bösen Albtraum als an Ihre Wirklichkeit. Aber auch wenn Sie sich noch so oft kneifen, es gibt kein Erwachen aus einem Traum. Das soeben Erlebte ist Realität, *Ihre* Realität! Alle Hoffnungen, alle Erwartungen an Ihr Leben können auf einmal haltlos wie ein Kartenhaus in sich zusammenbrechen. Stellen Sie sich vor, Sie sitzen auf einem wunderschönen Holzpferd eines bunten Kirmeskarussells und drehen auf diesem Runde für Runde. Das Erlebnis macht

Ihnen richtig Freude. Sie sind mit Ihren ganzen Sinnen dabei. Sie genießen jeden Augenblick Ihres Lebens und ... plötzlich ... BUM ... löst sich das Holzpferd aus der Verankerung. Es reißt Sie samt Pferd aus der Bahn und Sie fliegen, ohne selbst aktiv gegensteuern zu können, allein durch die Fliehkraft zu Boden. Unsanft landen Sie auf dem Straßenpflaster. Ein logisches Denken und eine sinngerichtete Reaktion sind in diesem Augenblick kaum möglich. Ihr Verstand lässt Sie im Stich. Wie sollte er Ihnen auch helfen können, da Sie nie zuvor ein solch gewaltiges Ereignis über sich ergehen lassen mussten. Sie fühlen sich vollkommen hilflos. Was folgt ist ungläubiges Staunen und Sätze wie: »Das darf doch wohl nicht wahr sein!« oder »Ich kann das alles gar nicht glauben« oder »Sag', dass das nicht wahr ist!« Alles scheint Ihnen irreal und virtuell zu sein. Im günstigsten Fall haben Sie sich bei Ihrem Sturzereignis nur ein paar Prellungen und Schürfwunden zugezogen. Wenn Sie jedoch auf Beton statt auf Rasen gelandet sind, können Sie auch einen Knochenbruch oder im übertragenen Sinne einen Riss in Ihrer Seele erlitten haben. Einige Menschen mit einem akuten seelischen Erlebnis berichten von tief empfundenem seelischen Schmerz. Dieser wird als real erlebter Schmerz zumeist in der Herzgegend wahrgenommen. In besonders schweren Fällen wird ein Gefühl geschildert, als wenn das Herz bei lebendigem Leibe herausgerissen würde. Die Schulmedizin steht diesen Beschwerden hilflos gegenüber. Die traditionelle chinesische Medizin (TCM) hat aus der Naturbeobachtung heraus eher eine plausible Erklärung anzubieten. Nach dem Verständnis der TCM findet, vereinfacht ausgedrückt, eine »energetische Feuerattacke« auf das Herz statt. Dieses erklärt die Schmerzen. Zudem fühlen wir die

Hitze in unserem Körper und hier besonders in der Brust- und Herzregion. In der chinesischen Medizin deutet man diesen Zustand als eine Blockade des natürlichen Flusses der Lebensenergie (Qi-Stagnation). Je nach der akuten Verfassung, in der einen Menschen das traumatisierende Ereignis trifft, kann der beschriebene Schockzustand der Seele kürzer oder länger andauern. Bei einer ausgeglichenen seelischen Reaktionslage folgt dem Schockzustand eine weitgehend unreflektierte Handlungssequenz in Form eines »reaktiven Notlaufprogramms.« Sie fühlen sich wie vor den Kopf gestoßen und handeln wie in Trance. Sie tun Dinge, die getan werden müssen, ohne über sie nachzudenken. Sie handeln rein mechanisch. Sie denken auffallend wenig, denn zum zielgerichteten Denken sind Sie zurzeit nicht in der Lage. Erst nach einer Weile des Verharrens in dieser »Scheinwelt«, meldet sich Ihr Verstand zurück, und Sie versuchen, auf den massiven Reiz der Seele hin eine passende *Gegenstrategie* zu entwickeln. Dieses Antwortsignal besteht meist in einer auflehnenden Haltung gegenüber dem traumatisierenden Ereignis. Somit geht die akute Schockphase in die zweite Phase der Traumaentstehung über. Menschen, die bereits massive traumatische Vorerfahrungen gesammelt haben, können sich bei erneuten massiv traumatisierenden Erlebnissen immer weiter in sich zurückziehen. Im Extremfall kann dieses bis zum vollständigen Einigeln in sich selbst gehen. Was Sie indes am Ende der Schockphase am meisten verwundern könnte, ist die Feststellung, dass sich die Welt da draußen weiterdreht, obwohl Ihre eigene Welt gerade in sich zusammengesunken ist.

Aggressionsphase und Phase der Hilflosigkeit

Diese zweite Phase des traumatischen Erlebens kann, muss aber nicht erlebt oder durchlaufen werden. Wenn die Lähmung der Schockphase auf das für Sie unfassbare Ereignis nachlässt, meldet sich ein Teil Ihres Verstandes zurück. Allmählich wachen Sie aus Ihrer *Reaktionsstarre* auf, und es wird Ihnen plötzlich bewusst, wie schwer das Ereignis Sie seelisch verwundet hat. In dieser Phase des »Das kann doch wohl nicht wahr sein«-Erlebens keimt der Wunsch nach einem adäquaten reaktiven Antwortmuster auf die Schwere der seelischen Verletzung. Umgangssprachlich würde man sagen: »Auf einen groben Klotz gehören grobe Keile.« Es ist der Wunsch Ihrer Seele, sich dem aggressiven traumatischen Ereignis durch eine Gegenattacke zu erwehren. Diese Gegenattacke als Antwort auf das Ereignis enthält in sich eine Art innere Energie. Ist diese Antwortenergie ähnlich groß wie die negative Energie des traumatischen Erlebnisses, können sich diese Energien ähnlich wie eine einfache Subtraktionsaufgabe reduzieren. Im Idealfall bei gleicher Energieintensität ist sogar eine Neutralisierung der Energiemassen denkbar. Ein Beispiel hierzu: Zündet Ihnen Ihr Nachbar aufgrund eines lange bestehenden Konfliktes Ihr Haus an, haben Sie die Möglichkeit auch sein Haus in Schutt und Asche zu legen. Am Ende stehen Sie beide vor den Trümmern Ihrer Häuser. Durch die reaktive Gegenattacke wird sich auf Dauer bei Ihnen kein Trauma aufgrund dieses Vorganges entwickeln. Oder ein zweites Beispiel: Erinnern Sie sich noch an den Werbefilm einer Versicherung im Fernsehen, wo sich ein Ehepaar gegenseitig zu traumatisieren versucht? Sie versenkt seine geliebte Fotokamera im Aquarium, worauf er ihr das Designerkostüm mit der Schere zerstört. Daraufhin eskaliert der Streit in einer wilden Folge von gegenseitigen traumatisierenden Akutereignissen. Da der Aktion der Frau ständig eine Reaktion des Mannes folgt, liegt am Ende des Werbespots die gesamte Wohnzimmereinrichtung in Trümmern. Nach einer kurzen Phase des Aufwachens aus dieser Aggressionsphase liegen sich die Eheleute aber wieder liebevoll in den Armen. Warum? Die aggressiven Energien haben sich gegenseitig aufgelöst. Es war ein Geben und ein Nehmen oder besser gesagt, ein gleichstarkes Austeilen und Empfangen. Leider trifft dieses Muster des Energieausgleichs nur auf sehr wenige traumatische Erlebnisse zu. Die meisten traumatischen Erlebnisse sind vielmehr dadurch gekennzeichnet, dass es auf sie *keine adäquate befreiende Antwortreaktion* gibt. Was soll z.B. die Mutter machen, deren Kind beim Spielen vor das Auto gelaufen ist und das dabei tödliche Verletzungen erlitten hat? Da es diese Antwortreaktion nicht gibt und auch nichts Vergleichbares, was eine akute Linderung des traumatischen Erlebnisses bewirken könnte, geht das akute seelische Auflehnen am Ende in das Gefühl der *Hilflosigkeit* über. Diese Hilflosigkeit ist keineswegs nur kurzzeitig wie die Kopflosigkeit in der Schockphase. Sie entspricht einem lang anhaltenden Dastehen der Seele mit offenem Mund. Sie finden keine Worte. Hält diese seelische Sprachlosigkeit über einen längeren Zeitraum an und werden keine positiven Aufheller der Seele erfahren, erhält das traumatisierende Ereignis Gelegenheit, sich in die tieferen Schichten der Seele zu begeben und sich dort als *aktives Trauma* festzusetzen.

Festsetzen des traumatischen Erlebnisses

Kann ein traumatisches Erlebnis, wodurch auch immer, wieder aufgelöst werden, entsteht, bildlich gesprochen, ungefährlicher »seelischer Dampf«, der Ihnen zwar die Erinnerung an das Geschehene ermöglicht, Sie aber in keiner Weise auf Dauer seelisch drangsaliert oder weiter einengt. Sie haben das Ereignis überwunden. Das wäre der Idealfall. Leider neigt das traumatische Erlebnis aber zu der Tendenz, sich in der Tiefe Ihrer Seele festzusetzen. Dieses rührt daher, dass es auf die meisten dieser Erlebnisse keine adäquate Antwortreaktion gibt. Somit ist auch keine akute Heilung der verletzen Seele möglich. Das Absteigen des traumatischen Erlebnisses bis in die Tiefen der menschlichen Seele kann eine große Gefahr für unser weiteres Gefühlsleben bedeuten. Wer glaubt, ein traumatisches Ereignis sei einfach unter der Rubrik »Negative Lebenserfahrung« einzuordnen, hat keinerlei Vorstellung von der möglichen drangsalierenden Dominanz dieses Seelenkillers. Ähnlich unsinnig wäre es etwa, die Energie einer Autobatterie mit der eines Kernreaktors vergleichen zu wollen.

Das Festsetzen des traumatischen Erlebnisses als *aktives Trauma* in der Tiefe unserer Seele erfolgt *leise schleichend* ohne entsprechende Warnhinweise. Es ertönen also keine rasselnden Ankerketten oder Warnsignale, die die Schwere der sich abzeichnenden Veränderung in uns andeuten würden. In der Heimlichkeit des Geschehens liegt die eigentliche Gefahr. Sie beraubt uns der Möglichkeit des unmittelbaren Erkennens und sofortigen Gegensteuerns. Somit bekommt das Ereignis die *ungewollte* Erlaubnis,

sich immer tiefer in unserer Seele einzunisten.
Wir selbst haben von diesem schleichenden Vorgang eher wenig bemerkt.
Als erstes mögliches Symptom für den erfolgten Einnistungsprozess sind z.B. zunehmende Stimmungsschwankungen feststellbar. Ein Stück der früher erlebten Lebensfreude kann verloren gehen. Bisher unbekannte depressive Episoden schleichen sich ein und signalisieren, dass irgend etwas mit uns nicht stimmt. Anfangs sind die Symptome aber noch viel zu unspezifisch, als dass Sie an einen tieferen seelischen Schaden denken würden. Im weiteren Verlauf jedoch fallen Ihnen zunehmende *Interessenlosigkeit* an Dingen auf, für die Sie sich früher stets begeistern konnten. Die früher geliebte Münzsammlung z.B. bleibt unangetastet in der Schublade. Der mit viel Einsatz an Geld und Zeit restaurierte Oldtimer bleibt unbewegt in der Garage stehen. Den Menschen in ihrer Umgebung fällt auf, dass Sie sich zunehmend aus Ihren sozialen Kontakten zurückziehen. Einige Ihrer Freunde sind beinahe schon beleidigt, weil Sie glauben, Sie wollten mit ihnen nichts mehr zu tun haben. Dabei wollen Sie einfach nur Ihre Ruhe haben. Vieles, was Ihnen früher leicht von der Hand ging, fällt Ihnen auf einmal schwer. Die Alltagsarbeit erfüllt Sie nicht mehr mit Freude und wird zunehmend zu einer Last für Sie. Die erhoffte Erholung durch Ruhepausen stellt sich auch nicht so recht ein, denn da drängen sich immer öfter die Bilder und Töne des traumatischen Ereignisses in Ihr tägliches Erleben. Das Geschehene zwingt Ihre Seele ähnlich wie ein Virus eine infizierte Körperzelle zur Vervielfältigung der Virus-Erbinformation zwingt, zur erneuten Wahrnehmung des traumatischen Ereignisses. Sie wollen dieses alles nicht, aber es läuft trotzdem unauf-

haltsam immer wieder ab. Spätestens jetzt sollte Ihnen klar werden, dass Sie ein echtes Problem haben, nämlich das Problem eines *aktiven* seelischen Traumas. Dieses wird Sie, wenn Sie nicht gezielt gegensteuern, kaum mehr aus eigener Kraft verlassen. Die Notwendigkeit des Handelns kann Ihnen auch das nun folgende Stadium der Traumaentstehung in unserer Seele verdeutlichen.

● *Stadium der eruptiven Ausbrüche*

Ein aktives seelisches Trauma macht sich neben den bereits dargestellten psychischen Veränderungen vor allem durch das immer wiederkehrende Auftreten von Bildern, Handlungssequenzen und Tönen des traumatischen Erlebnisses auf sich aufmerksam. Man bezeichnet sie als flash backs. Diese treten vor allem dann auf, wenn wir innerlich zur Ruhe kommen möchten; so in unserer Freizeit nach der Arbeit, an Feiertagen oder auch bevorzugt in unserem Urlaub. Am häufigsten aber scheinen die traumatischen Erlebnisse uns *nachts* traktieren zu wollen. Warum ist das so? Die Antwort ist recht einfach. Solange wir beschäftigt sind, also uns auf unsere Arbeit konzentrieren müssen oder ausreichende Tageskommunikation haben, rivalisiert zumindest am Anfang das Tagesgeschehen erfolgreich mit dem traumatischen Inhalt. Ist aber der Speicher des Tagesgeschäftes leer, hat es das Trauma leicht, aus der Tiefe der Seele aufzusteigen und uns immer wieder sein Gesicht zu präsentieren. Dabei kommt es zu einer erneuten *ungewollten Auseinandersetzung* mit dem Trauma. Viele Menschen durchleben alles oder auch nur Teilaspekte ihres traumatischen Erlebnisses. Es findet aber nicht nur das Erleben des Traumas an sich statt, sondern häufig auch eine gedankliche Auseinandersetzung mit dem traumatischen Inhalt. Diese innere Auseinandersetzung führt aber keineswegs wie man glauben könnte zu einer heilenden Abmilderung des Erlebten, sondern vielmehr zu einem unheilvollen Paternoster-Effekt: Nachdem das Ereignis von allen nur möglichen Seiten gedanklich betrachtet worden ist, kühlt das Trauma leicht ab, geht wieder zurück in unseren Seelenkeller, nicht um uns nun fortwährend in Ruhe zu lassen, nein, nur um bei nächster Gelegenheit wieder in unser Bewusstsein zu treten. Es ist also ein ständiges *Auf- und Niederholen des traumatischen Erlebens*, was uns quält. Die treibende Kraft, die ein Trauma immer wieder aus der Tiefe unserer Seele hervorholt, ist zum einen die ungeheuere Gewaltigkeit des durchlebten Ereignisses und – zweitens – die Ungelöstheit des Problems. Wir selbst haben keine Antwort und scheinen trotz aller Bemühungen keine zu finden. Deshalb sind wir ja auch so sprachlos. Im Stadium der eruptiven Ausbrüche drängen sich also immer wieder die Bilder des Traumas in unsere Gegenwart. Dieses Stadium ist eigentlich kein in sich abgeschlossenes Stadium wie die zuvor genannten Phasen. Eruptive Ausbrüche können bei einem in unserer Seele eingenisteten Trauma zu jeder Zeit auftreten. Es ist ein energetisches Phänomen, das am ehesten mit *Vulkanausbrüchen der Seele* zu vergleichen ist. Immer wieder wird dabei seelische Lavamasse nach oben in die äußeren Schichten der Seele befördert, wo sich nach unserem Strukturmodell vom Aufbau der Seele die Tageskommunikation befindet. Immer wieder drängen sich dadurch die gleichen Erinnerungen, die ewig gleichen Bilder, dasselbe ungelöste Problem auf. Durch unser Auflehnen gegen diese Bilder wandern sie wieder für kurze Zeit nach unten.

Durch dieses ständige Auf und Ab entsteht innere seelische Reibung, und Reibung erzeugt bekanntlich Hitze. Man könnte vereinfacht sagen, dass ein unbehandeltes Trauma auf Dauer gesehen *heiß* läuft. Nach Vorstellung der chinesischen Traditionsmedizin entspricht dieses einer Blockade der Lebensenergie (Qi-Stagnation) als Folge von blockierten Emotionen. Wir selbst merken das sehr deutlich daran, dass sich Hitze in unserer Brust entwickelt, wenn wir erneut uns einer Auseinandersetzung mit unserem Trauma stellen müssen. Wir sehen also sehr deutlich, dass der Sprengsatz in unserer Seele dringend einer Entschärfung bedarf.

Befriedung des Traumas

Über die Notwendigkeit der Trauma-Aufarbeitung sind wir uns sicherlich einig. Bedenken Sie bitte, dass ein erlittenes seelisches Trauma Sie auf Dauer nicht in Ruhe lassen wird, auch wenn Sie versuchen sollten, es in die hinterste Ecke Ihrer Seele zu verdrängen. Irgendwann wird es sich bei Ihnen melden. Verdrängung führt uns also nicht zum Ziel. Erfolgversprechender scheint da schon eher die *bewusste Aufarbeitung* des Traumas zu sein. Ziel einer Trauma-Aufarbeitung ist es, das Trauma zu befrieden. Das bedeutet, dass versucht wird, das traumatische Erlebnis als Bestandteil des eigenen Lebens in unser weiteres Leben einzubinden. Dadurch kann das traumatische Ereignis ein Stück seiner zerstörerischen Einzigartigkeit verlieren. Wie dieses im Einzelnen geschieht, damit werden wir uns später noch eingehender zu beschäftigen haben.

Ist die Befriedung gelungen, ist es so als wenn Sie nach vie-

len Mühen bei einer Bergtour das Gipfelkreuz endlich erreicht haben und Ihren Namen stolz in das Buch am Gipfelkreuz eintragen dürfen.
Wie klein erscheinen Ihnen auf der Bergspitze Ihre früheren Probleme.
Fast können Sie es sich nicht vorstellen, dass Sie so lange Zeit so tief in Ihrem inneren Gefängnis gesessen haben. Vielleicht sind Sie sogar ein wenig betrübt darüber, dass Sie so viel Zeit mit der Aufarbeitung Ihres persönlichen Traumas verbracht haben. Lassen Sie bitte möglichst rasch von diesen Gedanken ab. Sie brauchten diese Zeit einfach dafür. Schließlich sind Sie kein gelernter Bergsteiger Ihrer Seele, sondern ein einfacher Wanderer, der nicht wie ein gelernter Psychologe die seelischen Fallstricke umgehend erkennen kann. Besänftigen Sie eventuell aufkommenden Unmut über eine scheinbar verloren gegangene Lebensphase mit dem Satz:
Alles im Leben hat seine Zeit und alles im Leben braucht seine Zeit.
Die Heilung einer traumatisierten Seele braucht sogar unendlich viel Zeit.

Von einigen aufmerksamen Lesern wird an dieser Stelle des Buches häufig die Frage gestellt, wie es sich mit der menschlichen *Trauer* verhält.
Wie ist diese einzuordnen, insbesondere in welchem Verhältnis steht sie zu den genannten fünf Phasen der Entstehung und Verarbeitung eines Traumas? Diese Frage ist sehr wichtig, und ich möchte daher zum besseren Verständnis noch etwas näher darauf eingehen. Obwohl die Trauer in unserem Leben fast allgegenwärtig ist, fällt es nicht leicht, den Begriff »Trauer« exakt zu bestimmen. Von

den vielen möglichen Definitionen der Trauer gefällt mir persönlich die folgende Beschreibung am besten: Definition: *Trauer ist die seelische Auseinandersetzung mit dem Unfassbaren zum Zwecke der Verarbeitung.* Dieser nüchterne Satz gibt wenig wieder von dem wahren Leid, welches hinter diesen Worten steht. Jeder, der einmal getrauert hat, kann das wohl bestätigen. So einheitlich manche Trauerrituale wie z. B. eine Beerdigung nach außen auch wirken mögen, die eigentliche Trauer ist *nie genormt*. Im Gegenteil, sie ist so individuell wie die Menschen, die trauern und wie das Ereignis, welches betrauert wird. Jeder Mensch trauert auf seine Weise. Während der eine sich nach außen hin kaum etwas anmerken lässt, weint ein anderer hemmungslos. Während der eine mehr die Ruhe sucht, scheint ein anderer Mensch sich vermehrt in Aktivitäten zu flüchten. Mit der Intensität des Trauerns hat dieses nach außen hin unterschiedliche Verhalten wenig zu tun. So unterschiedlich die Verhaltensweisen von Trauernden auch sein mögen, allen gemeinsam ist die mehr oder weniger intensive seelische Auseinandersetzung mit dem erfahrenen Ereignis. Dabei kann die Trauer unsere Gedanken und Gefühle wie ein Nebelschleier einhüllen. Wir sind zwar durchaus noch in der Lage zu denken, was uns aber fehlt, ist die Klarheit und die Schärfe des Denkens. Wegen des Fehlens dieser klaren Sicht kann in der Trauer alles um uns herum wie ein einheitliches Konglomerat der Trauer wirken. Wir können hierin gefangen sein wie in einem Käfig. Dieses vor allem dann, wenn von außen keine gelegentlichen Impulse kommen, die uns für einen Augenblick aus der Trauer ein Stück herausholen. Die Aufgabe der Trauer besteht nach meinem Verständnis darin, uns durch die seelische Auseinandersetzung eine

Loslösung von dem schmerzlichen Ereignis zu ermöglichen. Die Trauer ist ein Ablassventil der durch den Verlust aufgestauten seelischen Energien. Sie trägt dazu bei, das »innere Feuer«, also den Schmerz, den der Verlust in uns bewirkt, zu besänftigen.
Auch bei der Verarbeitung einer seelisch traumatisierenden Erfahrung kann die Trauer ein dauerhafter seelischer Begleiter sein. Sie ist wie eine *große Klammer*, die die Entstehung der Traumaphasen gleichsam wie ein großer Schirm überspannt.
Die Auseinandersetzung der Seele mit dem schmerzlichen Ereignis kann uns viel Kraft kosten. Wir merken das an unserer eigenen allgemeinen inneren Antriebsschwäche und Interessenlosigkeit. In der Psychologie wird in diesem Zusammenhang gerne von »Trauerarbeit« gesprochen, die wir zu leisten haben. Die Trauerarbeit kann unseren seelischen Akku vollkommen leeren. Das kann so weit gehen, dass wir uns nicht mehr in der Lage fühlen, den kleinsten Anforderungen in unserem Alltag zu entsprechen. Wir fühlen uns dann einfach nur noch innerlich *leer*.
Frage: Gibt es eine krankhafte Form der Trauer (pathologische Trauer)?
Wir haben gesehen, dass Trauer sehr individuell ist. Daher sollte man mit dem Wort »krankhaft« gerade bei der Trauer überaus vorsichtig umgehen. Trotz dieser Zurückhaltung kann ein bestimmtes Trauerverhalten durchaus krankhafte Züge annehmen. Von einer pathologischen Trauer würde ich erst dann sprechen, wenn ein zwanghaftes Festhalten an der Gestrigkeit *auf Dauer* zu erkennen ist. In diesem Fall wird versucht, durch das gedankliche Aufrechterhalten einer nicht mehr existierenden Lebenskonstellation der eigentlichen Realität zu entfliehen.

Dieses zwanghafte *Verweilen im Gestern* kostet viel Kraft, weil der Abgleich mit der Gegenwart den eigentlichen Verlust uns immer wieder aufs Neue aktuell darstellt. Dadurch wird das schmerzliche Ereignis z.B. das Verlassenwerden immer wieder erneut als Kränkung erlebt. Somit kann die verletzte Seele nicht zur Ruhe gelangen. Statt der primären Wundheilung der Seele droht die Entwicklung eines Traumas.

Von einer pathologischen Trauer sollten wir zusammenfassend also nur dann sprechen, wenn die Trauer statt zur Loslösung *zum Festhalten* missbraucht wird. In einem späteren Kapitel werden wir uns noch eingehender hiermit beschäftigen.

Wir haben uns in diesem Kapitel mit den Auswirkungen eines Traumas auf die *Seele* beschäftigt. Lassen Sie uns im nun folgenden Kapitel über die Auswirkungen sprechen, die ein seelisches Trauma auf den *Körper* haben kann.

Auswirkungen des Traumas auf den Körper

Neben den genannten Reaktionen auf die *Seele* kann ein psychisches Trauma auch Auswirkungen auf unseren *Körper* haben. Ausgeprägt findet dieses Zusammenspiel zwischen Körper und Seele vor allem bei Menschen statt, die eine starke Verbindung zwischen ihrem inneren Empfinden und ihrem Körper haben. Ein typisches Beispiel für dieses enge Zusammenspiel ist z. B. die Gänsehaut, die uns beim Anhören eines besonders schönen Musiktitels überkommt. Hier erleben wir hautnah, wie stark der Körper in unser Erleben eingebunden sein kann. Bei den Auswirkungen eines Traumas auf den Körper können wir die *Akutphase* von der *Langzeitphase* unterscheiden. Dabei folgt auf die sofort einsetzende Akutphase, je nach Traumaintensität und Sensibilität des betroffenen Menschen mit einer zeitlichen Verzögerung von einigen Tagen bis Wochen die Phase der Langzeitreaktionen. Die Akutphase eines Traumas ist im Wesentlichen durch eine massive Freisetzung von Stresshormonen aus dem Mark der Nebennieren gekennzeichnet. Stresshormone, die in der Medizin als Katecholamine bezeichnet werden, haben eine genau festgelegte Wirkung auf bestimmte Bindungsstellen im menschlichen Körper. Diese als »Rezeptoren« bezeichneten Andockstellen sind im Körper sehr weit verbreitet. Wir finden sie unter anderem in der Skelettmuskulatur, am Herzen, in der Haut und an den Ästen des Bronchialsystems. Es lassen sich drei verschiedene Rezeptortypen mit unterschiedlichen Aufgaben von einander unterscheiden. Es gibt alpha-Rezeptoren, beta 1- und beta 2-Rezeptoren. Die Erregung von alpha-Rezeptoren bewirkt ein Zusammenziehen der Blutgefäße. Diese Reaktion findet vor allem in den Hautgefäßen statt. Dort wird das Blut quasi zu Gunsten des Blutes im großen Körperkreislauf umverteilt. Sinn dieses Geschehens ist die Erleichterung einer Fluchtreaktion, indem der Muskulatur vermehrt Blut zur Verfügung gestellt wird. Wird der beta 1-Rezeptor aktiviert, steigt der Pulsschlag des Herzens. Man könnte sagen, dass beim Motor des Blutes zur Steigerung der Leistung ein Turbolader eingeschaltet wird. Die Stimulation der beta 2-Rezeptoren bewirkt eine Aufweitung der Äste im Bronchialsystem mit der Folge, dass mehr Luft in die Lungen gelangen kann und somit eine bessere Sauerstoffversorgung der Körperzellen ermöglicht wird. Der Sinn dieser nach außen hin etwas kompliziert erscheinenden Abläufe im Organismus besteht darin, eine möglichst zielgerichtete Fluchtreaktion zu ermöglichen. Dieser Mechanismus hat sich in der langen Entwicklungsgeschichte der Menschen bestens bewährt. So ermöglichte die Aktivierung aller drei genannten Rezeptortypen dem auf der Jagd befindlichen Urmenschen bei drohender Gefahr wie dem Angriff eines wilden Tieres diesem davonzulaufen und so sein eigenes Überleben sicherzustellen. Weil sich diese Verhaltensstrategie bewährt hat, ist sie von der Natur in die Struktur unseres inneren Betriebssystems als Notfallplan aufgenommen worden. Das bedeutet für uns, dass dieses Pro-

gramm in allen Stresssituationen in unterschiedlich starker Ausprägung zur Anwendung gelangt. Bei Katastrophen wie Brand oder Überschwemmungen kann dieses Verhaltensmuster auch heute noch durchaus sinnvoll sein. So ist es uns möglich z.B. vor dem Feuer oder vor Hochwasser zu fliehen. Verletzungen unserer Seele jedoch erfordern zumeist *keine* rasche körperliche Bewegung, obwohl die Situation häufig im wahrsten Sinne des Wortes »zum Davonlaufen« ist. Trotzdem lässt der Körper seinen Alarmplan ablaufen. In emotional belastenden Situationen wie Scheidung, lebensbedrohlichen Erkrankungen oder Trauerfällen steigen neben den genannten Stresshormonen zudem die Werte des körpereigenen Cortisolspiegels an. Gleichzeitig sinkt der Sexualhormonspiegel. Dadurch werden die Betroffenen emotionaler und empfindsamer. Sie weinen schneller und ziehen sich mehr in sich zurück.
Stellen Sie sich bitte folgende Szene vor: Sie sitzen beim Abendessen zusammen mit Ihrer Frau, mit der Sie glauben seit mehr als zwanzig Jahren glücklich verheiratet zu sein. Ihre Frau stochert ein wenig verlegen im Essen herum und legt plötzlich die Gabel auf den Tellerrand und sieht Sie auf einmal ungewohnt scharf an und sagt zu Ihnen: »Ich war heute beim Anwalt. Ich möchte mich von Dir scheiden lassen.« Diese wenigen Worte in der vorher beschriebenen Reihenfolge werden in Ihrem Körper in Sekundenschnelle eine massive Freisetzung von Stresshormonen bewirken mit der Folge, dass die Herzfrequenz ebenso wie der Blutdruck rapide steigen werden. Obwohl Sie auf Ihrem Platz sitzen bleiben, spannt sich der Muskeltonus der Skelettmuskulatur merklich an. Ihre Bronchien werden sich unbemerkt aufweiten. Trotzdem verspüren Sie in Ihrem Hals ein seltsames Kloßgefühl, das Ihnen die Kehle zuzuschnüren scheint.

Sie sind vollkommen fassungslos. Es hat Ihnen buchstäblich die Sprache verschlagen. Sie sind mitten in der Akutphase der körperlichen Reaktion auf das traumatische Ereignis angekommen. Diese Phase endet mit dem langsamen Abbau der vermehrt freigesetzten Stresshormone.

Bedeutsamer und nachhaltiger als die in der Akutphase der seelischen Traumatisierung stattfindenden Reaktionen sind die Auswirkungen in der *Langzeitphase.* Hier kommt es zunächst einmal zu einem fehlenden Hungergefühl mit nachfolgender Gewichtsabnahme. Dieses verminderte Hungergefühl erklärt sich einmal durch eine latente Erhöhung der Stresshormone in der für uns veränderten Situation. Zum anderen ist aber auch das erlittene Trauma hierfür verantwortlich. Wir sagen umgangssprachlich: »Es ist mir etwas auf den Magen geschlagen«, oder auch »Das liegt mir quer im Magen.« Wir meinen damit, dass uns das traumatische Erlebnis so unvermittelt durcheinander gewirbelt und so tief getroffen hat, dass wir selbst an *elementaren* Dingen wie dem Essen kein Interesse mehr haben. Es ist uns buchstäblich ALLES ganz egal geworden! Man könnte meinen, uns fehle der Appetit, weil das Trauma, das über uns herein gebrochen ist, den Magen selbst füllt. So haben wir das Gefühl, ständig satt zu sein, obwohl wir kaum etwas gegessen haben.

Auf diese Weise kann sich die eigentlich als Selbstschutzeinrichtung gedachte Reaktion auf einen vitalen Außenangriff in der Langzeitphase *gegen* den eigenen Körper richten. In anderen Fällen kann jedoch auch das genaue Gegenteil beobachtet werden. Besonders in der Langzeitphase können infolge eines unkontrollierten Essverhaltens Gewichtszunahmen auftreten. Es scheint so, als solle aufkommender seelischer Frust durch die vermehrte Nahrungsaufnahme kompensiert werden. Eine weitere bedeutsame Veränderung im menschlichen Körper spielt sich im *Immunsystem* des Körpers ab. Vielleicht ist Ihnen aufgefallen, dass Sie in kurzer zeitlicher Folge nach einem erlittenen psychischen Trauma an einer Ihnen unerklärlichen Infektion oder an einem anderen Leiden erkrankt sind. Diese Feststellung ist ein sicherer Hinweis darauf, dass Ihr Immunsystem infolge des Traumas eine akute Schwächung erlitten hat. Heute wissen wir in der Medizin, dass ein enger Zusammenhang zwischen dem persönlichen seelischen Befinden und der Stärke der körperlichen Abwehr besteht. So ist es einem frisch verliebten Menschen durchaus möglich, ohne Erkrankungen befürchten zu müssen, mit blankem Oberkörper durch den Regen zu laufen. Bei einem traumatisierten Menschen dagegen kann das gleiche Vorhaben eine schwere Lungenentzündung hervorrufen. In der Praxis lassen sich posttraumatisch auffallend häufig Haut- und Lungenerkrankungen beobachten. Ebenso lassen sich gehäuft Hörstörungen feststellen. Medizinische Untersuchungen haben zudem ein vermehrtes Auftreten von Schlaganfällen und Herzinfarkten beobachtet. Ein weiteres wichtiges Problem bei traumatisierten Patienten ist die häufig anzutreffende *Schlaflosigkeit*. In der Medizin unterscheiden wir Einschlafstörungen von Durchschlafstörungen. Beide Formen der Schlafstörung können bei traumatisierten Menschen auftreten. Häufiger als Einschlafstörungen treffen wir aber in der Praxis Patienten mit Durchschlafstörungen an. Das liegt daran, dass viele Menschen bei Schwierigkeiten in den Schlaf zu finden, zunächst einmal verfügbare Einschlafhilfen wie Medikamente oder auch Alkohol zu sich nehmen. Diese

Hilfen zeigen anfangs durchaus zufrieden stellende Erfolge. Nach einigen Stunden jedoch lässt die Wirkung dieser Mittel allmählich nach mit der Folge, dass die Menschen zumeist mitten in der Nacht aufwachen. An ein erneutes Einschlafen ist nicht zu denken, denn dem Erwachen können quälende Stunden des Grübelns folgen. Das unfassbare Ereignis wird hin und her gewendet, von allen möglichen Seiten betrachtet. Sehr häufig treten dabei Bilder auf. Das Ereignis kann wie eine innerlich festgehaltene Videosequenz ablaufen. Dabei stellt sich ein traumatisierter Mensch sehr häufig zermürbende Fragen wie z. B.: »Was wäre geschehen, wenn ...?« oder »Warum hat das Ereignis ausgerechnet mich getroffen?« So kommt es zu einer aufreibenden Interaktion zwischen dem, was *wirklich* passiert ist und dem, was *hätte* eintreten können. Eine Lösung des Problems findet sich durch dieses fast zwanghafte Nachdenken über das Ereignis zumeist nicht. Die Gedanken und Bilder sind so gegenwärtig, dass man sie nicht einfach verdrängen oder ausblenden kann. Die erneute Auseinandersetzung mit dem Trauma bedeutet erneutes Erleben des Unfassbaren. Das kostet viel Kraft und Energie. So ist es nicht verwunderlich, dass die meisten Menschen nach einigen Stunden des Grübelns erschöpft in einen nicht mehr erholsamen Schlaf fallen. Bei berufstätigen Menschen meldet sich dann sehr rasch in den Morgenstunden der Wecker und holt sie in den eigentlichen Alltag und in berufliche Verpflichtungen zurück. Wer begreift schon von den Arbeitskollegen, dass ein seelisch traumatisierter Mensch bereits eine komplette Nachtschicht hinter sich hat, bevor er seine eigentliche berufliche Tätigkeit aufnimmt? Laufen die geschilderten Vorgänge über Monate und Jahre wie beschrieben ab, ist es nicht verwunderlich, dass der Körper allein schon aufgrund des Schlafdefizits in einen zunehmenden E*rschöpfungszustand* gerät. Ein solcher Mensch entwickelt allmählich das Gefühl des nicht mehr Könnens, des Ausgebranntseins, weswegen man diesen Zustand in der Medizin auch als »burn out« bezeichnet. Ihr blasses Hautkolorit und die tiefen Ränder unter den Augen mögen Ihren Mitmenschen schon aufgefallen sein. Sie aber stellen noch ganz andere körperliche Symptome an sich fest. Vielleicht merken Sie als erstes ein unangenehmes Kältegefühl in den Händen und Füßen. Obwohl die Außen- oder Zimmertemperatur völlig ausreichend ist, fangen Sie auf einmal an zu frieren. Nachts ziehen Sie die Bettdecke bis über beide Ohren und legen eine zusätzliche Decke auf die Beine. Dem kann ein metallisch klingendes Ohrgeräusch folgen. Sie gehen unter dem Verdacht eines möglichen Hörsturzes zum Arzt und sind verwundert darüber, dass er keinen normabweichenden Befund bei Ihnen erheben kann. Als weitere körperliche Symptome sind Ihnen eine zunehmende Trockenheit des Mundes und der Zunge aufgefallen, die trotz ausreichender Trinkmenge unverändert anhält. Ebenso können Sie vielleicht vermehrten Haarausfall feststellen. Unerklärlich sind Ihnen auch die Schweißausbrüche, die Sie trotz kalter Füße haben und ein seltsames Hitzegefühl im Brustkorbbereich, das Sie schon an einen drohenden Herzinfarkt denken lässt. Das EKG, das der Arzt zum Ausschluß einer Herzerkrankung aufzeichnet, wird in der Regel einen unauffälligen Befund zeigen. Sie sind erstaunt. Unklar ist Ihnen auch, warum Sie auf einmal kalte Getränke nicht mehr vertragen, oder woher diese ständigen Blähungen in Ihrem Bauch kommen. Seltsam erscheint Ihnen zudem der ständige Wechsel Ihres Stuhlgangs von

hartem zu weichem Kot. Auch ein Brennen auf der Haut und ein eigenartiges Kribbeln in den Armen ist Ihnen unerklärlich. Seltsam, seltsam …! Ja, die Schulmedizin lässt uns bei einem Erklärungsversuch dieser unterschiedlichen Symptome mit dem bekannten Begriff der »vegetativen Dystonie«, also zu deutsch der Fehlfunktion des vegetativen Nervensystems, ziemlich allein und unaufgeklärt.
Erklärungen für diese Vorgänge finden wir eher bei der fast dreitausend Jahre alten traditionellen chinesischen Medizin (TCM). Nach der Lehre der TCM, die im Kern auf der Ausgewogenheit der beiden Gegenspieler von YIN (Substanz) und YANG (Energie) beruht, haben Sie soeben das Vollbild einer körperlichen Substanzschwäche (*Yin-Schwäche*) an sich festgestellt. Ursache hierfür ist nicht allein das Schlafdefizit, sondern das traumabedingte Gefühl von *Kummer und Sorge*, welches Ihnen bleischwer um den Hals hängt und das den natürlichen Fluss Ihrer Lebensenergie (Qi) behindert. Dieses zähe Fließen der Lebensenergie (Qi-Stagnation) erzeugt Hitze. Diese entsteht ebenso wie ein Gas, das in einem Kolben zusammengedrückt wird, sich erhitzt. Infolge der Wärme entstehen Beschwerden im Körper wie Mundtrockenheit, Hitzegefühl im Brustkorb und Brennen auf der Haut. Infolge der großen Hitze, der anhaltenden Schlaflosigkeit und der traumabedingten aufgewühlten Emotionalität kommt es zunehmend zu einer körperlichen Substanzschwäche, die sich zuletzt auch in der Kälte von Händen und Füßen widerspiegelt. Ebenso kann es nach TCM zu einer Schwächung der Verdauungsorgane kommen. Die Verschlechterung der Umwandlung der Nährstoffe führt zu Blähungen und zu einem Wechsel Ihres Stuhlverhaltens von hartem zu weichem Stuhl. Dieses Vollbild der dargestellten Yin-

TRAUMA

Unsichtbare seelische Wunde

↓

Anhaltende Auseinandersetzung

↓

Vergebliche Konfliktlösungsversuche

↓

Psychische Belastung führt zu:

1. **innerer Unruhe**
2. **blockierten Emotionen**
3. **Erschöpfung**
4. **Aggressionen**

Mögliche Folgen bei psychischer Dauerbelastung:

↓

Suchtverhalten
(Alkohol/
Nikotin/
Drogen)

Körperliche Störungen
vermehrte Erkrankungen z. B. von:
- Herz/Kreislauf (z. B. Infarkte)
- Lunge (z. B. Asthma)
- Haut (z. B. juckende Ekzeme)
- Ohren (Hörstörungen)
- Tumore

Psychische Störungen
vermehrtes Auftreten z. B. von:
- Angststörung, Panik, Phobien
- Depressionen
- Suizid
- Entwicklungsstörungen (Stottern/Bettnässen/ Einkoten etc.
- Verhaltensstörungen
- Essstörungen

Abb. 6 *Mögliche Auswirkungen eines Traumas*

Schwäche ist ein überaus unangenehmes Erkrankungsbild, welches am besten der Behandlung eines in TCM erfahrenen Therapeuten bedarf. Die Therapie ist dabei recht *langwierig*. Eine einmal eingetretene Yin-Schwäche kann trotz eingeleiteter Therapie Wochen bis mehrere Monate andauern. Die Grundpfeiler der Therapie einer Yin-Schwäche bestehen im Wesentlichen in Erholung, Entspannungsübungen und in Diätetik nach chinesischer Ernährungslehre. Unterstützend können Akupunktur und Kräutertherapie zur Anwendung gelangen.

Zusammenfassend lässt sich festhalten, dass ein eingetretenes seelisches Trauma viele unterschiedliche körperliche Symptome und Veränderungen hervorrufen kann. Einige sind in der Abbildung sechs dargestellt. Diese Veränderungen zu kennen ist für einen traumatisierten Menschen besonders wichtig, denn wenn dieser schon durch das traumatisierende Ereignis das Gefühl entwickelt hat, die Welt nicht mehr zu verstehen, dann ist es besonders wichtig, die Reaktionen seines eigenen Körpers auf das unfassbare Ereignis zu begreifen.

Wir leiden also nicht nur mit *der Seele*. Unser *ganzer Körper* leidet mit uns.

Reaktion der Umwelt auf Traumatisierte

Hat ein Mensch ein seelisches Trauma erlitten, spaltet sich rasch der Freundes – und Bekanntenkreis in *aktive* und *passive* Mitmenschen.

Sie werden erstaunt sein, wer in der Not zu Ihnen hält. Ebenso werden Sie vielleicht bitter enttäuscht darüber sein, wer Sie einfach fallen lässt.

Es trennt sich sozusagen die »Spreu vom Weizen.«

Den Menschen, die Ihnen Beistand und Anteilnahme zeigen, sind Sie unendlich dankbar. Irgendwie schämen Sie sich vielleicht sogar ein wenig dafür, dass Sie auf einmal fremde Hilfe benötigen. Sie merken aber rasch, dass Ihnen der Zuspruch der Sie begleitenden Menschen unendlich gut tut. Dieser lindert Ihren tief empfundenen seelischen Schmerz.

Wenn wir uns das Strukturmodell der Seele vor Augen führen, begreifen wir rasch, warum das so ist. Wir erinnern uns: Durch *positiven Zuspruch* wird die äußere Schutzschicht der Seele vergrößert. In Ihrem derzeitigen desolaten Zustand sollte man eher von einer notdürftigen Reparatur der Schutzschicht sprechen. Auf das Meer des Lebens können Sie mit diesem angeschlagenen Schiff noch nicht fahren. Ihre Situation ist so wie ein Sturz eines Kindes mit dem Roller: Das Knie ist aufgeschlagen, und die Mutter spricht tröstende Worte und pustet auf die Wunde. Dadurch kühlt die Verletzung ab. Obwohl die Schürfwunde weiterhin weh tut, wird das Weinen des Kindes schwächer. Es fühlt sich geborgen und verstanden. Es spürt, es ist einer da für mich. Es fühlt, ich bin nicht alleine. Ähnlich wie in obigem Beispiel mit dem gestürzten Kind und dem Roller, verhält es sich bei einem traumatisierten Menschen. Die Gespräche mit anderen Menschen über das Unfassbare verschaffen Ihnen Erleichterung. Aber Sie merken auch, dass sie bei weitem *nicht* ausreichen, das Sie verletzende Ereignis zu eliminieren. Zudem merken Sie sehr bald, dass es zwischen Ihnen und Ihrem Gesprächspartner einen ganz *entscheidenden* Unterschied gibt: Während Sie in der Akutphase des seelischen Traumas stecken, ist Ihr Gegenüber zumeist frei und unbelastet von Ihrem Erlebnis. So kommt es, dass die Kommunikation bald aneinander vorbei läuft. Sie sind auf der traumatisierten *emotionalen* Ebene. Ihr Gesprächspartner aber redet auf der *rationalen* Ebene mit Ihnen. Somit nutzt es Ihnen wenig, wenn Ihr Gesprächspartner Ihnen die offensichtlichen Nachteile Ihrer geliebten Verlobten vor Augen hält, die Sie, unmittelbar vor der geplanten Hochzeit wegen eines anderen Mannes hat sitzen lassen. Das beeindruckt Sie wenig, da Sie diesen Menschen *lieben*. Sie waren also bereit, ihn mit seinen Stärken und Schwächen auf Dauer anzunehmen. Sie haben diesen Menschen tief in Ihr Herz geschlossen. Da kommt er wegen seiner offensichtlichen morgendlichen Launenhaftigkeit oder vielleicht wegen seines doch ausgeprägten Putzfimmels nicht sofort wieder heraus. Er hat Ihre Seele berührt, und Sie haben sich ganz auf diesen Menschen innerlich eingelassen. Die Launenhaftigkeit und der Putzfimmel waren Ihnen zwar auch schon aufgefallen, aber richtig gestört hatte Sie beides nicht, weil alles andere für Sie stimmte. Dieses Beispiel zeigt, wie die Kommunikation zwischen Traumatisiertem und nicht traumatisierten Menschen auseinanderdriften kann. Die Gesprächspartner sprechen zwar über das *selbe Thema*, befinden sich jedoch auf *unterschiedlichen Gesprächebenen.*

Auch der tollste Freund oder die beste Freundin ist es irgendwann einmal leid, immer wieder von Ihnen die gleiche Geschichte zu hören. Die Ohren Ihrer Zuhörer erlahmen, oder besser gesagt, ertauben. Man kann die Geschichte langsam nicht mehr hören. Ihr Trauma ist dadurch aber noch lange nicht weg. Ganz im Gegenteil: Die seelische Verletzung ist morgens Ihr *erster* Gedanke und abends der *letzte* vor dem Einschlafen. Ja, Ihr Trauma hat Sie voll im Griff. Zudem machen Sie in ihrem Bemühen, neue Zuhörer zu finden, eine seltsame Erfahrung: Als trügen Sie irgendwo ein unsichtbares Schild vor dem Kopf, auf dem mit großen Buchstaben steht: »Vorsicht, ich bin ein verletzter Mensch«, meidet man Sie. Ich muss in diesem Zusammenhang immer an Hunde denken, die allein durch das Riechen an einem Menschen ihren Gesundheits- und Seelenzustand exakt bestimmen können. Irgendwie scheint man Ihren »Geruch« im Augenblick nicht ertragen zu können. Ich persönlich bin überzeugt davon, dass ein seelisch tief verletzter Mensch ein *anderes seelisches Schwingungsmuster* hat, als ursprünglich in unverletztem Zustand. War das Schwingungsmuster zuvor harmonisch und ausgeglichen, so klingt es jetzt wie ein verstimmtes Klavier. Wundern Sie sich noch darüber, dass Ihnen derzeitig Ihre Mitmenschen aus dem Wege gehen? Es ist also kein Wunder, dass die anfängliche Hilfsbereitschaft der Umwelt rasch ermüdet. Da der Schmerz, den das eingenistete Trauma in der Seele des Betroffenen von anderen nicht selbst als schmerzhaft empfunden wird, haben Außenstehende zumeist keinerlei Vorstellungen von der *Intensität* der erlebten seelischen Schmerzen. Meist lässt daher nach etwa drei Monaten die Trauerbegleitung der Mitmenschen nach. Dabei überwiegt die Vorstellung, dass der Betroffene doch bitte ab jetzt selbst mit seinem Leiden klar kommen müsse. Man habe ja nun wirklich genug Anteilnahme gezeigt. Der seelisch Traumatisierte stärkt seine Umwelt zum Teil in diesem Glauben, da er durch das Aufrechthalten einer äußeren *Pseudonormalität* nach dem Motto: »Es muss ja irgendwie weitergehen«, diese glauben lässt, er sei über den größten Schmerz bereits hinweg. Doch innen aber hat sich das traumatische Ereignis bereits in der Tiefe der Seele eingenistet, gut behütet von dem Vorsatz: Wie es drinnen in mir aussieht, geht niemanden etwas an.

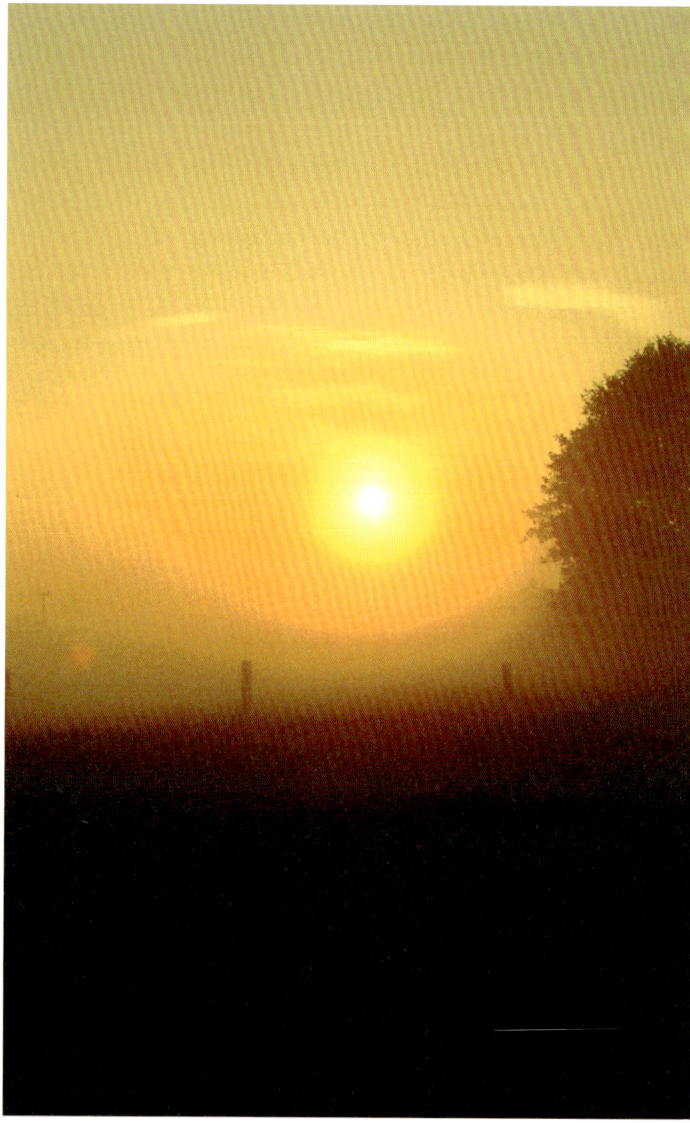

Ein Trauma kann unser Leben verdunkeln

Das Trauma und die Zeit

Als ich einer alten Dame bei einem Hausbesuch zum Tod ihres Mannes, der gerade im Krankenhaus an Herzschwäche verstorben war, mein Beileid aussprach, machte sie auf mich einen recht gefassten Eindruck. Sie erzählte mir die näheren Umstände, wie ihr Mann zu Tode gekommen war, und wie schwer er es zuletzt gehabt hatte. Ich versuchte, ihr Trost dadurch zu geben, dass ich ihr sagte, dass ich persönlich fest an ein Weiterleben nach dem Tode glauben würde, und dass sie ihren Mann im jenseitigen Leben gewiss wiedersehen werde. Die alte Dame war eine gläubige Frau und verstand mich. Nach einer Weile nahm sie mich bei der Hand und führte mich zu einer Anrichte, auf der das Bild eines jungen Mannes stand. »Das war mein Sohn Clemens«, sagte sie. Obwohl ich als Hausarzt die Familie kannte, hatte ich noch nie von einem Familienmitglied namens »Clemens« gehört. »Was war mit Clemens?«, wollte ich wissen.

Die Dame schwieg und sagte dann mit weinerlicher Stimme: »Er ist mit neunzehn Jahren an einem Magendurchbruch gestorben.«

Ob sie diesen Verlust denn jemals verarbeitet habe, fragte ich vorsichtig. Die Frau wurde stumm. Nach einer Weile

schüttelte sie bedächtig den Kopf und sagte leise: »Nein, Herr Doktor, das vergisst man *nie*! Das kommt immer wieder hoch.«
»Täglich?«, fragte ich zurück.
»Nein, nicht täglich, aber immer wieder.«
Ich begriff, dass ich einem traumatisierten Menschen begegnet war.
Ich nahm ihre Hand und entgegnete: »Dann sind Vater und Sohn nun im Himmel wieder vereint. Ihr Sohn hat Ihren Mann an der Schwelle zu seinem neuen Leben abgeholt«, sagte ich und verabschiedete mich.
Die obige Geschichte hat sich wirklich so zugetragen. Sie zeigt deutlich, wie lange uns Traumata beschäftigen können.
Ein zweites Beispiel: In einer Fernsehsendung wurde über den dramatischen Untergang des Passagierdampfers »Wilhelm Gustloff«, welcher 1945 durch mehrere Torpedotreffer in der Ostsee versenkt worden war, berichtet. Bei diesem Ereignis fanden annähernd sechstausend Menschen den Tod. Beeindruckend an dem Film waren vor allem die Berichte der überlebenden Zeitzeugen. Obwohl der Untergang des Schiffes bereits vor mehreren Jahrzehnten stattgefunden hat, kommen bei den Überlebenden dieser Katastrophe immer noch die Geräusche und die Bilder des untergehenden Schiffes an die Oberfläche. Für einige war das dramatische Geschehen so gegenwärtig als wenn es gestern gewesen wäre.
Ein drittes Beispiel: Denken wir an die Soldaten im zweiten Weltkrieg oder natürlich auch an alle anderen Soldaten auf den Kriegsschauplätzen dieser Welt. Häufig sind es eher junge Männer, die zum Teil mit großer patriotischer Begeisterung in den Krieg ziehen. Viele von den soge-

nannten »gesund« Heimgekehrten trugen und tragen zum Teil heute noch traumatische Erinnerungen in sich. Versuchen Sie doch einmal mit Männern der älteren Generation über den Russlandfeldzug zu sprechen. Von den Menschen, die wirklich dabei waren, werden Sie keinen ausführlichen Erfahrungsbericht bekommen. Spätestens bei dem Reizwort »Stalingrad« wird Ihr Gesprächspartner einsilbig werden oder sogar gänzlich verstummen. Dabei ist das Geschehene sechzig Jahre vorüber.

Erschütternd und bezeichnend für seelische Traumata infolge von Kriegshandlungen fand ich auch einen Bericht über den Vietnam-Krieg. Hätten Sie gedacht, dass mehr amerikanische Soldaten durch Selbstmord *nach* dem Krieg als durch Kampfhandlungen *im* Krieg ihr Leben verloren haben? Ich war als ich diesen Bericht las wie vor den Kopf geschlagen. Wie groß muss die Not dieser Menschen und wie schrecklich müssen die Bilder in ihnen gewesen sein? Sicherlich trugen viele dieser Kriegsveteranen schwere und schwerste Verletzungen in ihrer Seele.

»Die Zeit heilt alle Wunden«, sagt ein Sprichwort. *Es stimmt nicht!* Man sollte ehrlicher sein und sagen: Die Zeit *kann manche* Wunden heilen.

Die Zeit allein heilt nicht wirklich. Sie ist meiner Meinung nach nur ein verdrängender Faktor. Mit der Zeit lassen natürlich einzelne Erinnerungen nach. Die Unfassbarkeit des Erlebten an sich aber bleibt weitgehend bestehen. Was aber macht die Zeit mit dem Trauma? Bildlich gesprochen könnte man sagen, dass die Zeit auf das Trauma wie Schmirgelpapier wirkt: Das Trauma wird »runder« geschliffen. Das ist ähnlich wie ein eckiger Stein im Meer, der durch die ständige Brandung einige seiner Vorsprünge auf Dauer verliert. Hierdurch gleitet das Trauma besser aus dem Seelenkeller in die oberen Schichten und wieder zurück. Da es nicht mehr so eckig und kantig ist wie zuvor, entsteht auch nicht mehr so viel Reibung und Hitze. Somit wird verständlich, warum uns das traumatische Ereignis etwas weniger drangsaliert. *Aber wirklich weg, ist es nicht.*

Die Zeit heilt also keineswegs alle Wunden. Sie lehrt uns allenfalls mit dem Unbegreiflichen zu leben.

Mit der Zeit verliert das Trauma zwar an Explosivität. Das Sprengpulver der Seele wird feuchter. Lassen wir uns aber nicht täuschen!

Es bedarf nur einer kurzen Trocknungszeit, um das Ganze zur Explosion zu bringen. Ein zweiter wichtiger Faktor, den die Zeit bei der Trauma-Verarbeitung spielt, ist das Phänomen der *Überlagerung.* »Überlagerung« bedeutet, dass das traumatische Erlebnis mit den vielen anderen Eindrücken, die seit der Einnistung des Traumas in unsere Seele zwischenzeitlich Einzug gehalten haben, konkurriert. Die neu eingetroffenen Eindrücke und Erfahrungen rivalisieren sozusagen in der oberen Seelenschicht um unsere aktuelle Aufmerksamkeit. Man kann sich dieses Überlagerungsphänomen vorstellen wie das Lesen einer Zeitung durch Pergamentpapier. Die großen dicken Schlagzeilen (unser Trauma) können wir noch genau erkennen, während es bei den kleineren Buchstaben schon schwierig wird, diese noch lesen zu können. Je mehr Zeit seit dem Erleiden des Traumas verstrichen ist, desto mehr zusätzliche Eindrücke und Erfahrungen haben wir gesammelt. Waren es überwiegend *positive* Erlebnisse in der Vergangenheit, wird sich ein seelisches Trauma eher befrieden lassen. Es wird an Intensität verlieren, ohne sich jedoch vollständig aufzulösen. Waren es dagegen mehr *negative*

Erfahrungen, die wir zwischenzeitlich machen mussten, wird die Kraft des Traumas nachhaltig betont werden. Es erhält mehr Nachdruck, ohne jedoch die Ausgangsstärke je zu erreichen.

Zusammenfassend können wir also sagen: Die Zeit kann ein erlittenes Trauma in seiner erlebten Schmerzintensität vermindern. Wirklich auflösen kann die Zeit das Trauma nicht. Durch den verminderten Leidensdruck wird das Leben mit dem Trauma erträglicher. Da es mit den vielen neuen Lebenserfahrungen verglichen wird, kann das Trauma in seiner Bedeutung eine Relativierung erfahren.

Liebeskummer

Ein besonders gefürchteter seelischer Schaden ist die Verletzung eines Menschen, der sich einem anderen Menschen gegenüber innerlich weit geöffnet hat.
Wenn Sie Ihr Herz verschenken, so ist dieses sicherlich das mit Abstand größte Geschenk, das Sie überhaupt machen können. Stößt dieses Geschenk auf eine zögerliche Annahme oder sogar auf Ablehnung bei dem Beschenkten, kann das zu einer tiefen seelischen Wunde führen. Dies vor allem dann, wenn die Ablehnung mit wenig Feingefühl vorgetragen wird oder wenn sich jemand über unsere Empfindungen vor anderen Menschen abfällig äußert und sogar darüber lustig macht. Das Gefühl nicht verstanden und nicht im Gegenzug wieder geliebt und geachtet zu werden, kann große seelische Schmerzen verursachen.
Dieses Gefühl der *fehlenden Gegenliebe* kann tiefe Spuren des Selbstzweifels in uns hinterlassen. Häufig entsteht dabei die irrtümliche Annahme, selbst nicht liebenswert und begehrenswert zu sein.
In unserem Schmerz übersehen wir jedoch leicht, dass es nicht jedem Menschen möglich ist, den tatsächlichen Wert unseres Geschenkes zu ermessen. Wie sollte z. B. ein eher zum rationalen Denken veranlagter Mensch die Schwingungsfähigkeit und die Tiefe der Seele eines Menschen mit großer Schwingungsfähigkeit beurteilen können. Es feh-

len ihm einfach die Mittel dazu. Sein Detektor für seelische Schwingungen ist nicht sehr ausgeprägt. Wir sagen umgangssprachlich: »Er hat kein Gespür dafür«, und meinen damit, dass es diesem Menschen an der entsprechenden Sensibilität fehlt. Nicht jeder Mensch, den wir lieben, liebt auch uns. So sehr wir diesen Umstand manchmal auch beklagen mögen, so hat er doch auch sein Gutes: Was wäre das Gefühl der Liebe, wenn es zur regelmäßigen Selbstverständlichkeit verkommen würde? Das wäre etwa so, als wenn wir einmal pro Woche unseren Geburtstag und viermal im Jahr Weihnachten feiern dürften. Nein, die Liebe ist ein *seltenes Geschenk*, nach dem wir alle trachten. Dabei bemühen wir uns redlich, durch unser Partnerwerben in den Genuss dieses Geschenkes zu kommen. Das Partnerwerben gleicht dem Aussenden einer Botschaft an die Mitmenschen, die uns persönlich interessieren. Wir versuchen uns dabei von der besten Seite zu zeigen und bemühen uns, unsere Vorteile ins rechte Licht zu rücken. Diese Botschaft ist wie ein Lichtstrahl eines Leuchtturmes in der Dunkelheit. Er gleitet über das Meer in der Hoffnung, dort draußen einem Schiff den Weg weisen zu können. Es ist die *Suche nach der seelischen Heimat*, die uns bei unserem Werben um einen Partner vorantreibt. Dabei sollte dieser »Hafen der Seele« nicht vordergründige materielle Versorgung bedeuten, sondern das *Ankommen bei sich selbst in einem anderen Menschen*. In einer solchen Partnerschaft bringt der andere nicht ständig unsere Fehler und Defizite zur Sprache, sondern er versucht idealerweise, unsere Vorteile zum Strahlen zu bringen. Es bedeutet liebevolle Annahme unserer Unzulänglichkeit und pure Freude an unserer Existenz.

Liebe bedeutet für manche Menschen soviel wie nur mög-

lich für einen anderen Menschen zu tun. Das grenzt zum Teil dann fast an *Selbstaufgabe*.
Das aber will und erwartet der andere zumeist gar nicht. Er möchte zwar geliebt und geachtet werden, aber er sollte weiterhin eine achtbare und vor allem klar abgrenzbare Persönlichkeit in der Person des Gegenüber spüren können. Nur so kann das Gefühl von Partnerschaft überhaupt erst entstehen. Nur dort, wo ein Pol ist, kann es auch einen Gegenpol geben.
Unterwürfigkeitsgesten und reine Anbetungsverhältnisse schmeicheln allenfalls kurzfristig dem Ego. Langfristig wirken solche Verhaltensweisen eher abstoßend, da Unterwürfigkeit und Selbstaufgabe dem Wesen der Liebe vollkommen fremd sind. Liebe bedeutet nicht aufopferungsvolle Knechtschaft für einen anderen Menschen, sondern das Gefühl, dem eigenen Leben und dem Leben des Partners Flügel zu verleihen. Die durch eine Zurückweisung entstehende Verletzung wird im allgemeinen Sprachgebrauch als »Liebeskummer« bezeichnet, wobei das Wort »Kummer« die tatsächliche Intensität der real empfundenen Schmerzen nur unvollständig widerspiegelt. Da zudem der Liebeskummer zahlenmäßig häufig vorkommt und unbehandelt sich zu einem seelischen Trauma ausweiten kann, widme ich ihm ein eigenes Kapitel.
Erinnern Sie sich noch an dieses Lied?

> »Liebeskummer lohnt sich nicht, my darling,
> schade um die Tränen in der Nacht,
> Liebeskummer lohnt sich nicht, my darling,
> weil schon morgen dein Herz darüber lacht.«

Ja, wenn es doch so einfach wäre wie in diesem alten Schlager aus dem Jahr 1963, von dem nicht weniger als zwei Millionen Schallplatten verkauft worden sind. Vielleicht kennen Sie noch die Melodie und den Text der anderen Strophen. Ob sich Ihr persönlicher Liebeskummer, soweit Sie überhaupt welchen gehabt haben sollten, am Ende tatsächlich für Sie gelohnt hat, weiß ich natürlich nicht. Vermutlich wissen Sie es zurückblickend selbst nicht einmal. Wer kann schon voraussehen, wie sich sein Leben an der Seite eines anderen Menschen entwickelt hätte. Aber es ist durchaus möglich, dass Sie statt der von Ihnen so betrauerten großen Jugendliebe einen zu Ihnen weitaus besser passenden Partner gefunden haben. Auch wenn Ihr Herz zwischenzeitlich wieder lachen sollte, dürfte Ihnen eines doch in nachhaltiger Erinnerung geblieben sein: Der *unendliche Schmerz*, den Sie tief in Ihrem Herzen verspürt haben oder den Sie im Falle von akutem Liebeskummer gerade jetzt verspüren.

Obwohl das Phänomen »Liebeskummer« grundsätzlich jede Altersklasse treffen kann, kommt er doch zahlenmäßig vermehrt bei Jugendlichen und in der ersten Phase des Erwachsenseins vor. Das ist keineswegs verwunderlich, findet doch gerade in diesen Lebensabschnitten die intensivste Werbung um einen möglichen Partner statt.

Bei vielen Menschen, mit denen ich über das Thema Liebeskummer gesprochen hatte, ging ein leichtes Lächeln über das Gesicht.

Dabei konnte ich die Erfahrung machen, dass das Thema »Liebeskummer« an sich liebevoll bis mitleidig belächelt wird. So ganz ernst blieb selten einer der Befragten. Ich konnte fast den Eindruck gewinnen, dass einige Menschen den Liebeskummer als einen *natürlichen Reifungsprozess* auf dem Weg der eigenen Entwicklung ansehen. Viele denken dabei an ihre eigenen gesammelten Erfahrungen zurück und erwarten dabei vorschnell von den akut mit Liebeskummer betroffenen Menschen, dass diese nach einem kurzen Gespräch eine ähnliche Distanziertheit zu ihren Gefühlen aufbauen können wie sie selbst zu ihren zum Teil schon Jahre zurückliegenden Erlebnissen. Das ist natürlich nur selten möglich, allein schon aufgrund der drängenden Aktualität der seelischen Ereignisse.

Ich selbst kann mich gut an meinen ersten wirklichen Liebeskummer erinnern. Ich war gerade vierzehn Jahre alt und hatte auf einem Schulfest des Gymnasiums unserer Stadt ein Mädchen namens »Ingrid« kennen gelernt. Mit ihren langen blonden Haaren und ihren blauen Augen gefiel sie mir spontan. Obwohl Ingrid erst zwölf Jahre alt war, verliebte ich mich stehenden Fußes in sie. Überglücklich war ich daher, als ich am Folgetage des Kennenlernens neben einem kurzen Bericht über das Schulfest auch ein Foto von Ingrid im Lokalteil unserer Zeitung fand.
Ich schnitt das Bild sorgsam aus und hütete es wie einen kostbaren Schatz.
Meine vorsichtigen und sorgsam geplanten Annäherungsversuche beeindruckten Ingrid leider wenig. Zu meiner großen Bestürzung musste ich mit ansehen, dass sie sich statt in mich in einen anderen Jungen meiner Klasse verliebte. Dieser war deutlich selbstbewusster als ich und hatte zudem ein Moped, womit ich damals nicht aufwarten konnte. Zutiefst verletzt aufgrund der Zurückweisung, musste ich hautnah miterleben, wie Ingrid statt von mir von meinem Klassenkameraden Händchen haltend nach Hause gebracht wurde. Obwohl ich versuchte, mir

nach außen möglichst wenig anmerken zu lassen, war ich innerlich am Boden zerstört.
Ich litt echte Höllenqualen. So saß ich abends oft in meinem abgedunkelten Zimmer bei leiser Musik und starrte in die Dunkelheit hinaus. Dabei malte ich mir stets aus, wie schön das Leben für mich doch sein würde, wenn statt des Klassenkameraden *ich* an Ingrids Seite hätte sein dürfen. Es hat mächtig weh getan, und ich weinte still in mich hinein. Ich konnte mir damals kaum vorstellen, über dieses Gefühl der seelischen Zurückweisung jemals wieder hinwegzukommen. Es hatte mich richtig böse erwischt.

Warum aber tut der Liebeskummer so unendlich weh?
Die Antwort ist eigentlich einfach: Liebeskummer tut deswegen so weh, weil auch hier die gleichen Gesetze wie bei jeder Verletzung der Seele gelten. Das Gefühl des Nichtangenommenwerdens, des Nichtverstandenwerdens oder sogar das Gefühl des Ausgetauschtwerdens gegen einen anderen Menschen, lässt unsere äußere seelische Schutzschicht und hiermit auch unser Selbstwertgefühl so lädiert zurück, dass alle eingehenden seelischen Reize unser tiefstes Inneres erreichen und berühren können.
Verletzungen sind hierbei fast schon vorprogrammiert. Verliebte Menschen haben sich einem anderen gegenüber *sehr weit* geöffnet.
Sie schenken einer anderen Person nicht nur ihr Herz, sondern zumeist auch ihr volles Vertrauen. Diese Menschen sind seelisch geöffnet wie Blumen, die versuchen, maximal die Sonnenenergie einzufangen. Um den anderen Menschen möglichst intensiv in sich aufnehmen zu können, sind die seelischen Schutzschilde soweit wie möglich zurückgefahren. Das ist vergleichbar einem Cabrioletfahrer,

der bei den ersten Sonnenstrahlen sein Verdeck weit öffnet, um die Sonne genießen zu können. Er weiß dabei natürlich, dass ein plötzlich auftretendes Gewitter ihn vollkommen durchnässen kann. Wir sind also durch die komplette Öffnung unseres Herzens verletzbarer als je zuvor.
Auf der anderen Seite ziehen uns die seelischen Schwingungen des anderen Menschen so magisch an, dass wir das Risiko verletzt zu werden, billigend in Kauf zu nehmen scheinen. Aufgrund des ungefilterten Eindringens der eingehenden Signale durch unser geöffnetes seelisches Schiebedach, empfinden wir in dieser Phase des Verliebtseins viel tiefer und intensiver als zuvor. Die berühmten »Flugzeuge in unserem Bauch« stellen sich ein und lassen uns die Welt mit anderen Augen sehen. Durch diese Brille betrachtet, bekommt selbst ein sonst grauer Arbeitsalltag plötzlich Flügel.
In einem Anflug von Euphorie entsteht schnell das Gefühl, die ganze Welt vor Freude umarmen zu können. Dann merken wir selbst in uns, was der Ausdruck »die Macht der Liebe, the power of love«, wirklich bedeuten kann.
Wo bleibt in dieser Gefühlswelt der rosa-roten Brille unser Verstand?
Mit genau dieser Frage beschäftigten sich viele Jahre britische Gehirnforscher. Sie fanden heraus, dass sowohl Mutterliebe als auch romantische Liebe gleichsam Menschen *blind* machen können. Bei Anwesenheit von geliebten Menschen werden durch die Freisetzung spezieller Hormone Hirnareale ausgeschaltet, die für die kritische Beurteilung von Menschen zuständig sind. Wenn uns also ein Mensch sehr vertraut ist, wird es vom Gehirn als unnötig erachtet, dessen Charakter abzuschätzen. Wenn wir

einen Menschen lieben, neigen wir dazu, ihm blind zu vertrauen. Liebe kann also wirklich »blind« machen.

Was aber bedeutet das, einen anderen Menschen zu lieben?
Zu lieben bedeutet, den tiefen Wunsch in sich zu spüren, für einen anderen Menschen uneingeschränkt da sein zu wollen. Man möchte ihn möglichst häufig und intensiv um sich haben. Man möchte ihm sowohl seelisch als auch körperlich möglichst nahe sein.
Ein geliebter Mensch kann für uns so bedeutsam werden, dass er nicht nur unser Gefühl, sondern auch unser Denken dominiert. So findet im Idealfall ein harmonischer Austausch von seelischen Schwingungen statt, der den anderen in seinen Empfindungen und in seinem Selbstwertgefühl stärkt. Dieses wiederum kann zu einer weiteren gegenseitigen Steigerung der Gefühlsintensität führen. Das kann so weit gehen, dass zuletzt das Gefühl der einzigartigen ewig andauernden Liebe in unseren Empfindungen entsteht. Ebenso kann sich auch das Gefühl der vermeintlichen Unbesiegbarkeit einstellen.
Zu lieben bedeutet aber auch, einem anderen Menschen vollkommen zu vertrauen. Das ist wie bei einem Supermarkt, in welchem Sie an der Kasse keine Kassiererin mehr finden. Der Ladeninhaber zählt einfach auf Ihre Ehrlichkeit und Loyalität ihm gegenüber. Er vertraut also darauf, dass Sie am Ende Ihres Einkaufes den richtigen Betrag für die Ware in seine weit geöffnete Kasse hineinlegen. Es dauert manchmal lange, bis wir einem anderen Menschen so vertrauen wie in obigem Beispiel.
Wir müssen erst einmal das Gefühl entwickeln, dass der andere Mensch unser Vertrauen auch wirklich verdient.

Wie traurig wird daher der Ladenbesitzer sein, wenn er abends zur Abrechnungszeit in sein Geschäft zurückkommt und feststellen muss, dass einige Kunden sein entgegengebrachtes Vertrauen missbraucht haben. Ebenso wie der enttäuschte Ladenbesitzer die Kasse am Ausgang des Supermarktes rasch wieder schließen und von einer Kassiererin erneut bewachen lassen wird, so wird sich auch eine *verletzte Seele* rasch wieder verschließen. Das erneute Aufziehen der seelischen äußeren Schutzvorrichtungen mag zwar zeitlich sehr rasch und umfassend erfolgen, indes kann dieser Vorgang allein nicht verhindern, dass eine bereits eingedrungene seelische Verletzung ihr vernichtendes Werk in der Tiefe unserer Seele vollzieht. Obwohl Liebeskummer, wie bereits eingangs erwähnt, alle Altersklassen treffen kann, stellen sich in der täglichen Praxis vor allem *junge* Menschen mit diesem Problem in meiner Sprechstunde vor. Ich versuche, mir gerade für diese Patienten viel Zeit zu nehmen, gilt es doch besonders in der Akutphase des Ereignisses dazu beizutragen, die Entstehung eines seelischen Schadens zu vermeiden. Dabei spüre ich, dass allein mein Signal »Ich verstehe Dich, ich weiß wie sehr Du leidest«, für viele Ratsuchende schon eine erste Hilfe der Seele ist. Das geduldige Zuhören und das vorsichtige Analysieren der durchgemachten Beziehungserfahrung ist für manchen Patienten ein erstes willkommenes Ablassventil der aufgestauten Leidensenergie. Vermeintlich heilsame Sprüche wie »Die Zeit heilt alle Wunden« oder »Andere Mütter haben auch schöne Töchter/Söhne«, verwende ich bewusst nicht, weiß ich doch, dass der Mensch, der jetzt trauernd vor mir sitzt, nur wegen eines *einzigen ganz speziellen Menschen*, den er von ganzem Herzen liebt, trauert. Wie sollte ihm da die

Aussicht auf einen anderen Menschen hilfreich sein? Da seine Seele emotional eindeutig festgelegt ist, kann er mit einem anderen Menschen z. Zt. wenig anfangen. Ein unglücklich verliebter Mensch wollte doch für *seinen* von ihm auserkorenen Menschen die Sterne vom Himmel holen. Er hatte doch die ehrenhaftesten Absichten und wäre, wenn es erforderlich gewesen wäre, vielleicht sogar bereit gewesen, für ihn zu Fuß bis nach Afrika zu gehen.
Wären auch Sie dazu bereit gewesen?
Ja?
Wenn tatsächlich ja, dann haben Sie diesen Menschen wirklich geliebt.
Warum trifft Liebeskummer denn nun vorwiegend *junge* Menschen?
Hierfür gibt es aus meiner Sicht zwei wichtige Gründe. Zum ersten ist es die relative Unerfahrenheit der betroffenen Menschen. Jugendliche und junge Erwachsene befinden sich in der wichtigsten Orientierungsphase ihres Lebens. Hier wird manches ausprobiert ohne Rücksicht auf nachhaltige Sicherheit. Ein großer Erfahrungsschatz an Lebensereignissen, an denen man sich orientieren könnte, ist selten vorhanden. In dieser Entwicklungsphase kann also ein maximal traumatisierendes Ereignis auf einen nur wenig sturmerprobten Menschen treffen. Zudem werden in dieser Zeit viele Hoffnungen und Erwartungen an das eigene Leben gestellt. Welches junge Mädchen träumt nicht davon, einmal ein erfolgreiches Fotomodell zu werden. Oder welcher junge Mann würde nicht gerne als erfolgreicher Rennfahrer oder Fußballspieler auf dem Siegertreppchen stehen? Mit anderen Worten: Die Jugend ist der Zeitraum des Lebens, wo ein träumerisches Wunschdenken und ein mangelhafter Erfahrungsschatz zusam-

mentreffen. Die Selbstfindungsphase der Jugend ist also ein idealer Nährboden für traumatische Verletzungen der Seele. Man könnte fast sagen, die genannte Kombination aus schwärmerischer Eigendarstellung und fehlendem Selbsteinschätzungsvermögen fordert ein Trauma geradezu heraus. Das ist ähnlich wie ein Autofahrer, der mit verbundenen Augen mit seinem Auto fährt. Es kann sein, dass er trotz der fehlenden Weitsicht noch über die erste rote Ampel kommt. Vielleicht gelingt es ihm auch noch bei der zweiten. Aber spätestens beim dritten roten Stopplicht wird dieser Autofahrer in einen Unfall verwickelt werden. Er wird einen (Seelen)-Crash erleiden. Der zweite gewichtige Grund, warum gerade Jugendliche für Liebeskummer favorisiert zu sein scheinen, ist *die Größe des Gefühls* an sich. Selten zuvor haben junge Menschen die Macht dieser Gefühlswelt bisher erfahren dürfen. Sie führt einen Menschen sowohl seelisch als auch körperlich in eine zumeist noch unerschlossene Welt der eigenen Existenz. Es ist schlichtweg *unerforschtes Neuland*, was hier ein junger Mensch betritt. Es ist sozusagen eine *neue Lebensdimension*, die sich auf einmal zumeist unerwartet für ihn auftut. Liebe kann man nicht planen. Sie ist auf einmal da und verändert uns und unser Leben auf eine bisher nie dagewesene Weise. Ebenso wie Liebe im positiven Erlebnisfall dem Leben eines Menschen Flügel verleihen kann, ebenso kann eine nicht erwiderte oder eine zu Ende gehende Liebe einen Menschen aufs äußerte *verletzen*. Je nach Intensität der Verletzung und je nach Dauer der durchlebten Beziehung, kann aus dem reinen Liebeskummer ein seelisches Trauma entstehen. Sie sehen also, dass es durchaus wichtig ist, dem Liebeskummer ein eigenes Kapitel zu widmen. Er kommt oftmals vor, tut den betroffenen Menschen so unendlich weh und wird doch seltsamerweise von vielen gerne belächelt, wobei das Lächeln nicht so sehr den Schmerz als solchen entwertet, sondern vielmehr Ausdruck einer liebevollen inneren Rückbesinnung auf eigene Erlebnisse zu sein scheint. Wir alle müssen Erfahrungen machen, um uns selbst und auch andere Menschen auf unserem Lebensweg zu suchen und zu finden. Aber die Erfahrung der verletzten Seele gehört meines Erachtens nicht notwendigerweise mit dazu, denn sie birgt die Gefahr in sich, dass ein Teil unserer Lebensfreude für immer verloren geht.

Eigene Notizen

Scheinlösungen einer Traumaverarbeitung

Ebenso individuell wie eine seelische Verletzung entstanden ist, ebenso differenziert sollte auch die Herangehensweise zur Aufarbeitung sein. Dieses Vorhaben kostet nicht nur Zeit, sondern eine Menge an persönlichem Einsatz und ganz viel innere Kraft. Es ist daher nicht verwunderlich, dass viele Menschen mit einem seelischen Trauma versuchen, sich durch so genannte *»Scheinlösungen«* ihrem Leidensdruck kurzfristig und auch langfristig zu entziehen.
In diesem Kapitel möchte ich Ihnen zunächst kurz diese Scheinlösungen vorstellen.

Selbsttötung

Der Teil meines Medizinstudiums, der mir in nachhaltiger Erinnerung geblieben ist, war der Besuch der gerichtsmedizinischen Kurse. Dort sollten wir Studenten auf die ordnungsgemäße Durchführung einer Leichenschau vorbereitet und darin unterrichtet werden, woran man eine unnatürliche Todesursache wie z. B. eine Vergiftung schon von außen her erkennen kann.
Im praktischen Teil dieses Kursus gingen wir natürlich auch in den Leichenkeller. Dort lag eine unterschiedliche

Anzahl von Verstorbenen, deren genaue Todesursache noch ermittelt werden musste. Unter den vielen älteren Menschen fiel mir vor allem der Leichnam eines siebzehnjährigen bildhübschen Mädchens auf. Als wir den uns begleitenden Professor nach der Ursache ihres frühzeitigen Todes fragten, entgegnete er uns: »Sie hat sich selbst umgebracht, wahrscheinlich aus Liebeskummer.«

Dieser Mensch ist mir nie mehr ganz aus dem Kopf gewichen. Was muss sie vor ihrem Tod wohl für eine schlimme seelische Verletzung erlitten haben, bevor sie sich in der Blüte ihres Lebens zu dem Vorsatz, freiwillig aus dem Leben zu scheiden, entschlossen hatte? Dabei dachte ich, dass es bedauerlich gewesen ist, dass ich ihr nicht am Tage zuvor in der Straßenbahn begegnet bin. Vielleicht hätten sich unsere Blicke getroffen und vielleicht hätte sie ein kleines anerkennendes Lächeln von mir oder von einem anderen Fahrgast von ihrem Vorhaben abgehalten. Gedacht habe ich auch an die Eltern des Mädchens. Welches schwere seelische Trauma müssen sie wohl bei der Nachricht vom unerwarteten Tod ihrer Tochter erlitten haben? Das traurige Schicksal dieses Mädchens ist keineswegs ein Einzelfall.

In der Bundesrepublik Deutschland sterben jedes Jahr etwa zwölftausend Menschen von eigener Hand. Das sind deutlich mehr als Unfalltote im Straßenverkehr zu beklagen sind! Obwohl die Selbstmordrate erschreckend hoch ist, wird die Suizid-Problematik in der Gesellschaft weitgehend tabuisiert. Man spricht nicht darüber, weil man »so etwas« nicht tut.

Betrifft der Suizid jedoch einen *prominenten* Menschen, rückt die Problematik kurzfristig als Schlagzeile in den Brennpunkt des öffentlichen Interesses. Diskutiert wird dann gerne, ob ein solcher Freitod als Ausdruck des Selbstbestimmungsrechtes eines Menschen oder als ein krankhaftes Geschehen zu werten ist. Es tauchen viele Fragen auf, auf die es nur selten befriedigende Antworten gibt. Hätte man den Suizid abwenden können? Gab es Anzeichen im Verhalten des Verstorbenen, auf die man aufmerksamer hätte reagieren müssen? Trifft uns etwa eine Mitschuld an dem erfolgreich durchgeführten Suizid? Solche und ähnliche Fragen können überaus bedrückend für die Angehörigen sein. Sie offenbaren unsere Hilflosigkeit im Zusammenhang mit einem Suizid. Doch ganz egal, welche Antworten wir auch finden mögen, eines scheint mir unverrückbar festzustehen: Selbstmord ist *keine* Lösung für ein wie auch immer geartetes Problem. Es ist eine Verzweiflungstat, die uns die scheinbare Unerträglichkeit unseres Leidens auf Dauer nehmen soll. Suizid zu begehen heißt, sich *auf Dauer* dem Trauma unterzuordnen. Suizidversuche sind die lautesten Hilfeschreie der Seele, die ich kenne. Leider werden Menschen, die einen erfolglosen Suizidversuch unternommen haben, in einem normalen Krankenhaus nach der Versorgung der Akutsituation sofort wieder entlassen. Um das auslösende Ereignis, also um die Wurzel der Wunde in diesen Menschen, kümmert sich kaum einer. Dazu fehlt einfach in der Routine des Klinikalltags die Zeit. Wenig anders ergeht es Menschen, die sich nach einem Suizidversuch in einer psychiatrischen Abteilung wiederfinden. Auch hier wird neben medikamentöser Ruhigstellung und kurzer akuter Krisenintervention zumeist keine nachhaltige Therapie durchgeführt. Wenn der Patient dem Stationsarzt nicht weiter akut suizidgefährdet erscheint, wird der Patient nach Hause geschickt, zumeist mit dem Hinweis, dass er sich bitte um seine weitere ambulante Behandlung selber kümmern möge. Menschen, die einen Suizidversuch begangen haben, schämen sich aber, über dieses Ereignis zu sprechen. Sie haben das Gefühl, eine innere ungeschriebene Grenze überschritten zu haben. Deshalb fällt es diesen Menschen schwer, sich fremden Personen in der ambulanten Versorgung anzuvertrauen. So bleibt es nicht selten bei dem unverarbeiteten Trauma und bei dem zusätzlich belastenden Gefühl, etwas »*Unrechtes*« getan zu haben.

Alkohol-, Tabletten-, Drogenmissbrauch

Zu den Aufgaben, die ich als Hausarzt zu versehen habe, gehört die Betreuung eines Heimes mit alkohol- und demenzkranken Menschen. Dieses Heim, das in einem alten Wasserschloss außerhalb der Stadt schon seit vielen Jahren besteht, ist ein wahres Sammelbecken von menschlichen Schicksalen und traumatischen Erlebnissen. Den meisten Bewohnern ist der Alkohol zuletzt zum Verhängnis geworden.

In dieser Einrichtung stellte sich eines Tages ein neuer Patient bei mir vor.

Bei der medizinischen Eingangsuntersuchung fiel mir eine ausgeprägte Blutarmut auf, die ich mir zunächst nicht erklären konnte. Zur weiteren Behandlung bat ich den Patienten um Vorstellung in meiner Sprechstunde.

Dabei erzählte er mir, dass er nicht nur langjährig Alkohol, sondern auch Tabletten und zuletzt auch Drogen wie Heroin in missbräuchlicher Absicht zu sich genommen hatte. Er selbst bezeichnete sich als »Polytoxomane.«

Das bedeutete, dass er eine Vielzahl von unterschiedlichen Stimulanzien zu sich genommen hatte. Durch diesen Giftcocktail war es im Knochenmark zu einer dauerhaften Schädigung der blutbildenden Zellen gekommen. Diese waren kaum mehr in der Lage, eine ausreichende Menge an roten Blutkörperchen zu produzieren. Das war also die Ursache für die von mir diagnostizierte Blutarmut.

Der Patient war bei unserem Gespräch zunächst sehr auskunftsfreudig, genoss er doch sichtlich die Zuwendung des Arztes. Als ich ihn jedoch vorsichtig danach fragte, ob er vielleicht ein mögliches seelisches Trauma in sich trage, welches seine selbstzerstörerische bisherige Lebensweise erklären könnte, wurde er plötzlich stumm. Nach einer Weile des Nachdenkens nickte er sichtlich bewegt und sagte: »Mein Vater hat mich nie wirklich gemocht. Ich habe das immer gespürt. Er hat mich niemals wirklich angenommen. Damit bin ich nicht richtig fertig geworden.«

Ich merkte, ich war auf ein unverarbeitetes Trauma gestoßen. Dieses Beispiel zeigt deutlich, welche verheerenden Auswirkungen dieses auf den weiteren Verlauf eines menschlichen Lebens haben kann.

Drogen können kurzfristig unser Wahrnehmungsbild verändern.

Sie wirken zu Beginn enthemmend, zum Teil sogar euphorisierend.

Sie nehmen somit kurzfristig einen Teil unseres aktuellen Leidensdrucks von uns. Da sie scheinbare Helfer und zudem überall frei verfügbar sind, werden Alkohol, Tabletten und andere Drogen häufig missbräuchlich angewendet. Sie sind aber *keine reale Hilfe*, sondern nur eine trügerische *Scheinlösung*. Ein richtiges seelisches Trauma lässt sich mit Drogen allenfalls vernebeln, aber nicht auflösen. Sobald wir wieder klar denken können, ist das Trauma wieder da. Zudem drangsalieren uns dann die Nebenwirkungen der eingenommenen Mittel. Der »dicke Kopf« und die Katerstimmung stellen sich ein. Da die Scheinlösung uns anfangs durchaus dabei hilft, mit dem uns bedrückenden Ereignis zu leben, bleiben viele Menschen auf ihrem eingeschlagenen Weg des Fehlverhaltens. Somit kann sich aus dem Fehlverhalten *auf Dauer* leicht ein *echtes Suchtverhalten* entwickeln. Leider erkennen die Betroffenen dieses zumeist viel zu spät. Gerne wird versucht, die Wahrheit der verloren gegangenen Kontrolle hinter einer Schutzbehauptung zu verbergen. »Ich kann jederzeit damit aufhören, wenn ich nur wirklich will«, ist ein häufig von mir in der Praxis gehörter Satz. Die Versuche der Enthaltsamkeit scheitern jedoch meist kläglich. Wir haben dann nicht nur unser seelisches Trauma als Problem, sondern obendrein noch als weiteren Lebensballast ein Suchtproblem zu lösen. Vor der Umwelt versuchen wir dieses zweite zusätzliche Problem sorgsam zu verbergen. Aber spätestens, wenn die Hände anfangen zu zittern und das aufgedunsene Gesicht nicht mehr mit anderen Begründungen glaubhaft erklärt werden kann, begreifen auch unsere Mitmenschen, dass wir ein Missbrauchs-Problem haben. Vor dieser Enttarnung fürchtet sich jeder Abhängige. Spätestens zu diesem Zeitpunkt sollte auch dem uneinsichtigsten Menschen klar geworden sein, dass er an der Aufarbeitung seines seelischen Leidens *nicht* vorbeikommt. Scheinlösungen bringen auf Dauer also keine reale Hilfe. Sie schaffen nur neue Probleme. Somit erhebt sich die Frage nach anderen Lösungsansätzen. Was kann man für die Aufarbeitung eines seelischen Traumas konkret tun? Mit dieser Frage beschäftigen wir uns in den nun folgenden Kapiteln.

Allgemeine Überlegungen zum Trauma

Es mag Einzelfälle geben, bei denen es durchaus sinnvoll ist, ein vorhandenes Trauma weitgehend unbearbeitet zu lassen und einfach nur einige vorhandene Symptome zu lindern. Dieses Vorgehen könnte z. B. dann zur Anwendung gelangen, wenn trotz vorhandener Beschwerden die dazugehörige Trauma-Ursache nicht zweifelsfrei zu ermitteln oder nicht mehr erinnerlich ist. Dieses könnte bei lang zurück liegenden Kindheitstraumata der Fall sein. Die Regel sollte dieses Vorgehen indes m.E. nicht sein.

Die Notwendigkeit der Aufarbeitung eines seelischen Traumas ist etwa vergleichbar mit der eines gesunkenen Schiffes, welches mitten in der Fahrrinne liegt. Die Fahrrinne ist *unser eigener Lebensweg*. Das Ereignis geht uns nicht aus dem Weg und alle bisherigen Versuche unsererseits, aus der Umklammerung der seelischen Wunde heraus zu gelangen, sind bislang gescheitert. So versuchen wir, die Unglücksstelle möglichst weiträumig zu umfahren. Wir hüten uns z. B. davor, mit Menschen, Orten, Landschaften und Dingen, die uns irgendwie an unser Trauma erinnern könnten, in Kontakt zu treten. Wir meiden sie ganz einfach. Wir versuchen, durch dieses Verhalten einer erneuten Auseinandersetzung zu entgehen. Wir möchten auf keinen

Fall mehr an das schreckliche Geschehen erinnert werden. Aber diese Ausweichmanöver gelingen uns nicht immer. Manchmal schrammt daher unser seelischer Unterboden über das in der Tiefe für uns unsichtbar liegende Schiffswrack. Es können bei jeder Berührung erneut Schrammen an unserer Seele entstehen. Im Falle einer stärkeren Unterwasserberührung kann das Trauma sogar ein Leck in den Schiffsleib reißen. Sie sehen also, es besteht dringender *Handlungsbedarf*! Dieser wird Ihnen auch dann sehr rasch deutlich, wenn Sie sich Gedanken über den Ihnen verbleibenden Handlungsspielraum machen. Es gibt eigentlich nur *zwei Möglichkeiten*: Erstens: Sie lassen Ihren jetzigen Zustand unverändert bestehen. Das scheint zunächst der einfachere Weg zu sein, da Sie selbst passiv bleiben können. Aber mal ehrlich, haben Sie noch nicht genug gelitten? Die zweite Möglichkeit besteht darin, zu versuchen, sich *aktiv* aus der Opferrolle zu lösen und das Trauma einer Verarbeitung zuzuführen. Dieses Vorgehen ist mit Sicherheit der schwierigere Weg, aber auf lange Sicht ein lohnenswerter, da er Sie aus Ihrem inneren Gefängnis befreien kann. Eine allgemein gültige Therapieempfehlung wie nun ein Trauma definitiv zu behandeln ist, gibt es m.E. nicht. Es kann diese schon deswegen nicht geben, weil die Ursachen der seelischen Verletzungen und die besonderen Umstände, unter denen diese sich ereignet haben, ebenso unterschiedlich sind, wie die Menschen, die diese erlitten haben. Ich möchte Ihnen in den folgenden Abschnitten dieses Buches aber gerne einige Grundgedanken für mögliche Lösungsansätze vorstellen, mit denen ich in der Praxis gute Erfahrungen gemacht habe. Verstehen Sie daher die nun folgenden Empfehlungen und Ideen *nicht* als *zwanghaftes Therapieschema*, das Sie von vorne bis hinten durcharbeiten müssen. Es ist vielmehr mit einem Buffet vergleichbar, das vor Ihnen steht. Welche Dinge Sie für sich persönlich als schmackhaft und hilfreich erachten, und was Sie persönlich gut vertragen können, entscheiden nur Sie allein. WICHTIGER HINWEIS: B*itte beachten Sie die Grenzen der Eigentherapie. Überfordern Sie sich nicht!* Lesen Sie dieses Buch möglichst nicht ohne die dazu gehörenden Ruhepausen. Lesen Sie es möglichst entspannt Kapitel für Kapitel durch. Wenn Sie etwas stark belastet, legen Sie das Buch bitte zur Seite und holen es erst dann wieder hervor, wenn Sie genügend Abstand gewonnen haben. Häufig wird mir in diesem Zusammenhang die Frage gestellt, wann man auf professionelle Hilfe zurückgreifen sollte. Die Antwort ist recht schwierig und kann eigentlich nur im jeweiligen *Einzelfall* entschieden werden. Ganz allgemein gesprochen, empfehle ich persönlich meinen Patienten immer dann die Hilfe eines Therapeuten in Anspruch zu nehmen, wenn Sie selbst nachhaltig das Gefühl entwickelt haben, ohne fremde Hilfe nicht mehr aus dem Gefängnis des Traumas herauszukommen. Des Weiteren rate ich auch jenen Menschen zu einer Vorstellung beim Therapeuten, die länger als einen Monat an einem bestimmten Punkt ihrer Trauma-Aufarbeitung festhalten, ohne einen nennenswerten Fortschritt zu erzielen. Diese Empfehlung gilt natürlich auch für den Fall, dass Sie unsicher sind über die Richtigkeit des weiteren Vorgehens oder auch dann, wenn ein besonders ausgeprägter Leidensdruck als Folge eines akuten Ereignisses besteht. In den vielen Schluchten der menschlichen Seele kann ein Bergführer schon sehr hilfreich sein. Aber bitte vergessen Sie nie: Die Auflösung eines Traumas geschieht nur *ganz allmählich*, nicht auf einen Schlag. Es ist wie bei einem großen mehrlagigen Wundverband. Bis alles Verbandmaterial entfernt ist, und wir die verheilte Narbe sehen dürfen, dauert es schon einige Zeit. Dabei können wir feststellen, dass ein zu rasches Abreißen des Verbandes sich eher nachteilig auswirken kann. Bei einem solchen Vorgehen laufen wir nämlich Gefahr, dass alte Verklebungen zwischen Verband und Wunde aufreißen und die erhoffte Wundheilung stören. Ein zweiter Punkt scheint mir ebenfalls erwähnenswert zu sein: Einen Psychotherapeuten in Ihr Behandlungskonzept einzuschalten, bedeutet *keineswegs*, dass er für Sie die Arbeit der Trauma-Aufarbeitung erledigt, und Sie nur brav hinter ihm emotional herlaufen müssen. *Das ist nicht wie beim Pillenschlucken!* Ein Therapeut kann und darf die Arbeit nicht für Sie leisten, denn er hat ganz im Gegensatz zu Ihnen kein Trauma (hoffentlich!). Er übernimmt vielmehr die Aufgabe eines Wegweisers, den Sie befragen können, wenn Sie die Orientierung auf Ihrem langen Weg zu verlieren scheinen. Ein absolutes »Muss« ist der Psychotherapeut zunächst einmal nicht in jedem Fall. Apropos »müssen« : Dieses Wort höre ich sehr oft. Weil es viele Menschen unbemerkt in eine verbale Zwangsjacke steckt, möchte ich Sie ganz zum Anfang unserer Therapievorschläge bitten, sich über eines grundsätzlich im Klaren zu werden: Es gibt nur *ein* wirkliches »Müssen«, und das ist das *Sterben*. Mit den vielen anderen »Müssen«, die täglich an uns herangetragen werden, machen wir uns selber oder anderen zumeist unnötigen Stress. Um nicht missverstanden zu werden, ich plädiere hier nicht dafür, dass Sie ab jetzt nicht mehr geregelt Ihrer Arbeit nachgehen sollten. Ich wollte Sie nur auf ein wichtiges, leider allzu oft vergessenes Thema, hinweisen: Begreifen Sie, dass es Sie und Ihr Leben auf dieser Welt nur für einen sehr begrenzten Zeitraum geben wird. Begreifen Sie also die *Endlichkeit* Ihres eigenen Lebens und die damit verbundene *Kostbarkeit* Ihrer derzeitigen irdischen Existenz.

✐ Eigene Notizen

Begreifen Sie die Endlichkeit Ihres Lebens

Einige Menschen gehen so verschwenderisch mit ihrer Zeit um, als hätten sie schon auf dieser Erde einen Anspruch auf das ewige Leben. Erst wenn wir einmal durch eine akute Erkrankung aus diesem Irrglauben herausgerissen werden, begreifen wir, dass unser Leben *zeitlich begrenzt* ist.

Den Tag, an dem wir geboren worden sind, kennen wir. Viele Menschen wissen sogar die exakte Stunden- und Minutenangabe ihrer Geburt.

Den Tag, an dem wir sterben werden, kennen wir nicht, und das ist sicherlich gut so. Die zeitliche Begrenztheit unseres Lebens sollte uns keine Angst machen. Wir können an dieser Tatsache ohnehin nichts ändern. Sie sollte uns vielmehr dazu ermahnen, *sorgsam* mit unserem Leben und unserer Zeit umzugehen. Manchmal machen wir uns über zum Teil eher unwichtige Dinge viele Gedanken: Die Frage, ob wir ein Auto von der Marke »A« oder »B« kaufen sollen, ob mit oder ohne beheizbare Ledersitze, kann uns wochenlang in Anspruch nehmen. Dabei sind diese Fragen in Bezug auf unser gesamtes Leben und in Bezug auf seinen weiteren Verlauf eigentlich vollkommen unwichtig. Selbst wenn wir uns für einen Rolls-Royce mit

allen lieferbaren Zusatzausstattungen entscheiden könnten, würde dieser Entschluss nichts an der zeitlichen Begrenztheit unseres Lebens ändern.
Eine akut eintretende Erkrankung wie z.B. ein Herzinfarkt oder ein anderes unvorhersehbares Ereignis kann uns nachhaltig dazu ermahnen, *sinnvoller* als zuvor mit unserer Zeit umzugehen. Wir verschwenden auf einmal nicht mehr unsere Zeit mit unwichtigen Details, weil wir begriffen haben, dass nichts kostbarer ist als unser Leben und unsere Zeit, mit der wir unseren Weg gestalten können. Jeder Moment, jeder Augenblick unseres Lebens ist ein kostbares Juwel. Es ist ein Geschenk auf Zeit. Wie singen wir doch so gerne, wenn es besonders schön bei einer Feier ist? »So ein Tag, so wunderschön wie heute, so ein Tag, der dürfte *nie* vergehen.« Wir möchten die Uhr in diesen kostbaren Momenten unseres Lebens am liebsten anhalten. Dabei wissen wir natürlich, dass wir dies nicht können. Daher kneifen wir uns gerne in die Arme oder Beine, um den besonderen Augenblick in vollem Umfang und mit allen Sinnen zu genießen. Ebenso wenig wie es uns gelingt die Uhr anzuhalten, ebenso wenig können wir eine vergangene Zeit in die Gegenwart zurückholen. Wer immer wir auch sein mögen, wie wichtig wir auch in unserer Firma sind, ob wir einen Doktortitel führen oder nicht, *eine Zeit, die vorbei ist, kommt niemals wieder zu uns zurück*. Das ist für uns häufig schwer zu ertragen. Gerade wenn wir am Ende einer schönen Zeitetappe unseres Lebens angekommen sind, wünschen wir uns zumindest ein Stück dieser »schönen Zeit« zurück. Wir wünschen uns das zum Teil so sehnlich, dass wir darüber unsere kostbare Gegenwart, das eigentliche »Jetzt«, vergessen. Hier sind wir bei einem wichtigen Punkt angelangt, den wir bei trau-

matisierten Menschen beobachten können. Die Trauer über den akuten unerwarteten Verlust einer Partnerschaft z. B. hält viele Menschen gedanklich in der Vergangenheit gefangen. Sie träumen quasi von der »guten alten Zeit«, in der alles seine rechte Ordnung hatte, und in der sie rundum glücklich und zufrieden waren. Diese Menschen sind zwar *körperlich* in der Gegenwart, *gedanklich und emotional* jedoch verweilen sie in der Vergangenheit.

»Na, wenn schon«, höre ich Sie jetzt sagen, »das kann doch nicht so schlimm sein.« Doch, muss ich Ihnen leider entgegnen. Das ist durchaus schlimm!

Warum?

Ganz einfach, weil Sie Ihre Gegenwart *ungenutzt* an sich vorüberziehen lassen. Sie nutzen auf der Suche nach dem verloren Gestern den kostbarsten Teil Ihres Lebens nicht. Zum besseren Verständnis stellen Sie sich bitte Ihr Leben in Form einer Zeitachse vor. Ganz links steht die Vergangenheit, in der Mitte die Gegenwart und ganz rechts befindet sich Ihre Zukunft. Warum erzähle ich Ihnen das? Ich möchte Ihnen begreiflich machen, dass Sie von den auf dieser Achse befindlichen Zeiten nur eine einzige *aktiv* gestalten können. Nur die *Gegenwart* kann von uns verändert werden. Daher ist es nicht nur bedauerlich, sondern geradezu ein Frevel an Ihrem Leben, Ihren wahren Handlungsspielraum in diesem Zeitabschnitt nicht zu nutzen. Ihr wahres Leben findet nur in der Gegenwart statt. Was ist denn mit der Vergangenheit?

Lassen Sie alles, was in der Vergangenheit gewesen ist, in Frieden ruhen.

Sie haben auf das Gewesene keinen Einfluss mehr. Ein Wort, das Sie gestern gesagt haben, können Sie nicht mehr zurück in ihren Mund nehmen. Oder ein anderes Beispiel:

Selbst als reichster Mann der Welt können Sie den Untergang des Luxusdampfers »Titanic« nicht verhindern. Sie können keine Menschenleben mehr retten. Das ist vorbei. Es hat mit Ihrer Gegenwart *nichts* mehr zu tun.
Wenn Sie in diesem Augenblick der Verlust einer großen Liebe quält, sind Sie vielleicht gerade dabei, die besonders schönen Stunden Ihrer Beziehung noch einmal Revue passieren zu lassen. Dagegen habe ich nichts. Im Gegenteil, ich bin ganz fest bei Ihnen. Schauen wir uns die Bilder Ihrer Erinnerung ruhig noch einmal abschließend gemeinsam an. Ja, ich muss zugeben, Sie hatten wirklich eine wunderschöne gemeinsame Zeit. Aber, diese Zeit ist jetzt *vorbei*. Diese Zeit ruht in der Vergangenheit! Ich weiß, dass es sehr schwer ist, dies zu akzeptieren. Gerne möchte ich Sie davor bewahren, sich mit Ihrer unverarbeiteten Trauer einen inneren Altar der Anbetung dieser vergangenen Lebensphase zu schaffen. Das ist so schön rührselig und kann Ihnen anfangs durchaus auch gut tun. Sie laufen aber hierbei Gefahr, die Möglichkeiten der Gegenwart, *Ihrer* Gegenwart, ungenutzt verstreichen zu lassen. Um es ganz klar zu sagen: Sie dürfen nicht länger zulassen, dass die *Vergangenheit Ihre Gegenwart bestimmt*.

Vielleicht abschließend noch einen Satz zur Zukunft unseres Lebens.
Manche Menschen stellen gerade an diesen Zeitabschnitt große Hoffnungen und Erwartungen. Sie arbeiten viel und sparen fleißig mit der Vorstellung, es *zukünftig* einmal besser zu haben. Gegen eine gesunde Vorsorge ist sicherlich nichts einzuwenden. Aber leider vergessen viele bei dieser starren Ausrichtung auf die Zukunft, dass wir auf diese einen nur sehr begrenzten Einfluss haben. Wir wis-

sen nicht, ob es uns in der Zukunft tatsächlich besser oder schlechter geht als heute. Und zweitens: Wer weiß denn schon, ob wir die Zukunft überhaupt erleben dürfen? Gerade angesichts der Begrenztheit unserer Lebenszeit gilt für mich die klare Empfehlung:
Leben Sie mit allen Ihren Sinnen ganz bewusst in der Gegenwart und nutzen Sie die Ihnen geschenkten Minuten, Stunden, Monate und Jahre!
Das im nächsten Kapitel vorgestellte »be present-Prinzip« nach der zehn Steine Methode soll Ihnen bei der Lösung dieser Aufgabe behilflich sein.

Ist die Zukunft für uns wirklich so wenig bedeutungsvoll? Nein, keineswegs! Sie ist durchaus von großer Bedeutung für uns. Vor allem erscheint es mir nach einem erlittenen seelischen Trauma wichtig zu sein, dass wir den Begriff Zukunft in unserem Leben überhaupt wieder zulassen. Wir brauchen die Zukunft zum Leben, Planen und manchmal auch zum Träumen. Das Wort Zukunft darf dabei aber nicht als Ersatz für eine ungenutzte Gegenwart dienen, denn die Gegenwart ist die einzige Zeit, die uns wirklich gehört.

Albert Schweizer hat das einmal so formuliert: »Keine Zukunft vermag gutzumachen, was Du in der Gegenwart versäumst.«

Die 10 Steine-Methode oder das Prinzip des »be present«

Wir haben im vorherigen Kapitel erfahren, wie schwierig es gerade für traumatisierte Menschen sein kann, sich gedanklich und emotional in der Gegenwart aufzuhalten. Häufig drohen unsere Gedanken in die Vergangenheit abzuschweifen. Dort aber spielt nicht das Leben. Dort ist nur der Modergeruch des nicht mehr Vorhandenen. Dort liegen die sterblichen Überreste unserer Erfahrungen.

Die Methode »be present« soll Ihnen eine Hilfe dabei sein, sich in der Gegenwart sowohl gedanklich als auch emotional intensiver zu verankern.

Um diese Methode anzuwenden, benötigen Sie einen kleinen Beutel, den Sie problemlos in die Tasche stecken können. In diesen Beutel legen Sie zehn kleine Steine, die Sie bei einem Spaziergang ausgesucht haben. Die Form und die Farbe der Steine sollten Ihnen gefallen. Es wäre vorteilhaft wenn Sie einen spontanen Zugang zu ihnen hätten, denn Sie werden sie, so Sie sich für diese Methode als Hilfsmittel entscheiden, für eine Zeit lang bei sich tragen. Die zehn Steine stehen stellvertretend für Ihre Aufmerksamkeit in der *Gegenwart*. Jeden Tag erteilen Sie sich selbst Auskunft darüber, mit wie vielen Steinen Sie in der Gegenwart gewesen sind. Waren Sie gedanklich sehr oft in der Vergangenheit, bekommen Sie nur wenige Steine. Waren Sie dagegen zum größten Teil in der Gegenwart, bekommen Sie mehrere Steine. Sie sehen, die zehn Steine-Methode ist eine Art kostenloses Selbstbelohnungssystem, dass Sie zum Verweilen in der Gegenwart auffordern soll. Wenn Sie diese Übung täglich durchführen, geben Sie sich selbst eine klare Einschätzung über Ihren derzeitigen emotionalen Aufenthaltsort ab. Nach einer Zeit der Eingewöhnung funktioniert diese Methode reibungslos. Am Anfang zählt man sich selbst, ähnlich wie bei einem Tagelöhner, die verdienten Steine in die Hand. Mit zunehmender Erfahrung jedoch, verlassen die Steine den Beutel schon gar nicht mehr. Man stellt sich dann nur noch die Frage: Wie viele Steine habe ich heute wohl verdient? Die Einschätzung sollte natürlich ehrlich erfolgen. Wenn Sie noch mehr Erfahrung mit dieser Methode gesammelt haben, können Sie vielleicht die Feststellung machen, dass allein schon das Tragen des Beutels in Ihrer Hosentasche, oder das bloße Spüren der Steine beim Hineinfassen in Ihre Tasche, Sie in der Gegenwart hält. In diesem fortgeschrittenen Stadium können Sie die Sinnaussage der Methode dahingehend erweitern, dass Sie nicht nur Ihre innere Verweildauer in der Gegenwart kontrollieren, sondern auch Ihr subjektives Empfinden darüber urteilen lassen, wie Sie an einem bestimmten Tag mit Ihrer Zeit umgegangen sind. So angewandt, mahnt Sie der Beutel täglich dazu, nicht nur in der Gegenwart zu bleiben, sondern auch in der Gegenwart sorgsam mit Ihrer Zeit umzugehen.

Es gibt nicht nur eine Zeit

Bibeltext aus dem Buch Kohelet, 3.1 – 3.8

Alles hat seine Stunde. Für jedes Geschehen unter dem Himmel gibt es eine bestimmte Zeit:
eine Zeit zum Gebären und eine Zeit zum Sterben,
eine Zeit zum Pflanzen und eine Zeit zum Abernten der Pflanzen,
eine Zeit zum Töten und eine Zeit zum Heilen,
eine Zeit zum Niederreißen und eine Zeit zum Bauen,
eine Zeit zum Weinen, eine Zeit für die Klage und eine Zeit für den Tanz,
eine Zeit zum Steine werfen und eine Zeit zum Steine sammeln,
eine Zeit zum Umarmen und eine Zeit zum Verlieren,
eine Zeit zum Behalten und eine Zeit zum Wegwerfen,
eine Zeit zum Zerreißen und eine Zeit zum Zusammennähen,
eine Zeit zum Schweigen und eine Zeit zum Reden,
eine Zeit zum Lieben und eine Zeit zum Hassen, eine Zeit für den Krieg und eine Zeit für den Frieden.

Ich weiß nicht, bei welcher Zeit Sie gerade auf Ihrem Lebensweg angekommen sind. Ich hoffe, Sie durchlaufen gerade eine gute stabile Lebensphase.
Wenn Sie indes gerade das Gegenteil davon erleben sollten, dann kann der obige Text versuchen, Ihnen folgendes klar zu machen:
Es gibt nicht nur *eine einzige* Zeit in unserem Leben, sondern es gibt *ganz viele verschiedene* Lebenszeitabschnitte. So wie auf unsere Kindheit, die Jugend und auf die Zeit der Jugend die Zeit des Erwachsenseins folgt, so kann auf eine Phase der Trauer eine Zeit der Freude folgen, auf die Freude eine Phase der Einsicht. Unser Leben ist also *nicht einseitig*. Ganz im Gegenteil, es kennt viele verschiedene Zeitabschnitte. Jeder Abschnitt hat einen *Anfang* und jede dieser Phasen unseres Lebens hat auch ein *Ende*.
Kein Leben besteht nur aus Kummer und kein Leben besteht nur aus Freude. Es gibt einen beständigen Wechsel. Unser Leben kann sich wandeln. Alles hat im Leben seine Zeit und alles braucht im Leben seine Zeit. Besonders viel Zeit braucht die Heilung einer traumatisierten Seele.
Sie braucht sogar *unendlich* viel Zeit!

Achten Sie darauf, dass kein Hass in Ihrer Seele entsteht

Hass ist eine häufige Reaktion auf die Gewalttätigkeit einer seelischen Verletzung.

Hass ist wie ein feuriger Vulkanausbruch, mit dem die Seele versucht, die glühende Lava der Verwundung mit einem gewaltigen Gegenschlag von sich abzustreifen. Hass ist wie eine auslaufende ätzende Säure, die alles langsam zerfrisst. Er verbreitet sich wie ein giftiges Gas und führt nicht selten zum Zersetzen der eigenen Seele. Hass trifft nicht nur den, den er treffen soll.

Er durchzieht unsere Gedanken und durchdringt unser tägliches Handeln.

Wo Hass ist, kann nichts wirklich Neues wachsen. Hass entzieht dem Boden die Fähigkeit zu nähren. Er ist das Gegenteil von Dünger. Er blockiert unsere Gedanken und Gefühle und nimmt uns die Fähigkeit des souveränen Entscheidens und Handelns. Am schlimmsten aber ist, dass er am Ende droht uns selbst zu zerstören. Er verschlechtert gerade in der Situation der Trauma-Aufarbeitung aufgrund seines zerstörenden Charakters unsere Situation. Er lässt nicht zu, dass aus den vor uns liegenden Trümmern etwas Großartiges, Neues entstehen kann. Hass kann auf Dauer nur töten, aber niemals aufbauen. Hass lässt keine

Liebe zu, an der sich eine traumatisierte Seele wärmen oder wieder aufrichten könnte. Er ist nur ausgerichtet auf einen ebenso schmerzlichen Gegenschlag. Hass ist konzentriertes seelisches Gift. Gerade deshalb ist er gänzlich ungeeignet, uns bei der Verarbeitung einer seelischen Verletzung zu helfen. Ein hassender Mensch wird unempfänglich für die Außensignale seiner Umwelt. Er kapselt sich immer mehr ab, bis er zuletzt ganz in seinem Hass vergraben ist und in eine bedrückende soziale Isolation gerät. Im Extremfall besteht ein solcher Mensch nach außen und nach innen nur noch aus Hass. Da auf diesem Weg keine Verarbeitung eines seelischen Traumas möglich ist, versinkt ein solcher Mensch zuletzt in dem Morast seiner negativen Gefühle. Er macht sich somit selbst zum Opfer und findet aus dieser Sackgasse seines Lebens selten einen Ausweg. Hass ist der Anfang vom eigenen seelischen Ende. Er beraubt uns auf Dauer der Fähigkeit zu lieben und geliebt zu werden, denn Hass und Liebe schließen sich gegenseitig aus. Es sind sich gegenseitig auflösende Energien.

Wenn wir dies verstanden haben, wird uns begreiflich, warum ein traumatisierter Mensch, bei dem die Liebe in Hass umgeschlagen ist, sich auf einmal als innerlich »leer« empfindet. In dem Augenblick, wo die konträren Empfindungen zielgerichtet aufeinander prallen, kann es zu einem maximalen emotionalen Ausschlag des inneren Gefühlspendels kommen. Es ist als ob sich die Waage der inneren Balance nicht entscheiden kann, in welche Richtung der Zeigerausschlag denn nun erfolgen soll.

Wir empfinden das Gefühl der *inneren Zerrissenheit* und unterliegen einer starken Schwankung unserer Gefühle.

Aus den genannten Gründen wird es verständlich, dass es

überaus ratsam ist, gerade im Fall der Traumatisierung behutsam auf die Integrität der eigenen Seele zu achten. Wer immer und was auch immer Ihnen in Ihrem Leben angetan worden ist, *lassen Sie niemals zu, dass Hass in Ihrer Seele entsteht*, denn Hass tötet Sie auf Dauer selbst und verhindert somit Ihre eigentlich geplante Auferstehung von den seelisch Toten.

✐ Eigene Notizen

Nehmen Sie sich Zeit zu leben

Während meiner Studienzeit fand ich einmal in einer Zeitschrift folgende Zeilen, die mich nachhaltig beeindruckten.

Wenn ich erst mal das Abitur habe,
wenn ich erst mal einen Studienplatz habe,
wenn ich erst mal das Examen geschafft habe,
wenn ich erst mal einen Arbeitsplatz bekommen habe,
wenn ich erst mal meinen Facharzt habe,
wenn ich erst mal Oberarzt bin,
wenn ich erst mal pensioniert bin,
wenn ich erst mal tot bin.

Ja, ... was dann?

Diese Zeilen führen uns zu einem weiteren wichtigen Thema.
Viele Menschen, die ich kenne, glauben zu leben, aber sie leben nicht wirklich ihr eigenes Leben. Sie haben einfach *keine Zeit* dazu, zumindest glauben sie das. Sie sind eingebunden in ein sich rasch drehendes Lebenskarussell. Das fängt schon am Morgen an. Sie haben keine Zeit dazu, erst einmal aus dem Fenster zu schauen, um den neuen Tag zu begrüßen. Auch die Zeit zu einem gemüt-

lichen Frühstück im Rahmen der Familie besteht nicht. Am Tag dann fehlt auch die Zeit dazu, die Arbeit zu unterbrechen, um z. B. für einen Augenblick dem Singen der Vögel zu lauschen oder um sich für fünf Minuten an dem Leuchten und der Wärme der Sonnenstrahlen zu erfreuen. Diese Menschen hasten von Aufgabe zu Aufgabe, von Termin zu Termin. Ruhe bedeutet für sie ganz offensichtlich unproduktiver Stillstand. Für einen begrenzten Zeitraum können wir unser Leben durchaus einmal in diesem Stile führen. Es darf aber nicht *zur Regel* werden, keine Zeit zu haben. Nach dem Zeitdruck infolge einer Examensvorbereitung sollte eine baldige Rückbesinnung auf das *eigentliche Leben* stattfinden.
Haben diese Menschen wirklich keine Zeit? Doch, ich glaube schon, dass sie Zeit zum Leben haben. Sie nehmen sie sich nur nicht. Bleiben Sie auf Ihrem Lebensweg ruhig einmal stehen. Gerade wenn Sie ein Trauma erlitten haben, ist es unumgänglich, einmal stehen zu bleiben, sich einmal in Ruhe umzudrehen und sich die Frage zu stellen: *Bin ich wirklich dorthin gelangt, wohin ich gewollt habe*? Machen Sie sich dabei klar, dass wir Menschen als *Originale* geboren werden, aber die meisten als *Kopien* sterben. Eine akute Erkrankung wie z. B. ein Herzinfarkt oder ein akuter Bandscheibenvorfall kann uns, wie wir bereits gesehen haben, aus der Unvernunft unseres überfrachteten Terminkalenders herausholen. Das Gefühl, keine Zeit zu haben, ist ein *freiwillig* auferlegtes Joch, von dem wir uns möglichst rasch befreien sollten. Wenn wir erst mal ans Krankenbett gefesselt sind, merken wir, wie viel Zeit wir auf einmal haben. Dann sehen wir, dass es auch ohne uns im Büro weitergeht. Wir begreifen, dass unsere Firma trotz unserer fehlenden Arbeitsleistung nicht sofort in

Konkurs geht. Auf einmal wird uns klar, dass unser Leben und unsere Gesundheit nicht so unglaublich selbstverständlich sind, wie wir bisher immer gedacht haben. Wir fangen langsam an zu verstehen, dass wir nicht leben *müssen*, sondern leben *dürfen*. Besuchen Sie einmal eine Krebsstation in einem Krankenhaus Ihrer Wahl, und Sie werden Ihr Leben mit ganz neuen Augen entdecken!
Vielleicht empfinden Sie dann ganz instinktiv, was es bedeutet zu leben:
Zu leben heißt, mit allen Sinnen die Kostbarkeit des Augenblicks erleben zu dürfen. Der Autor Phil Bosmans beschreibt die Kostbarkeit des Lebens in seinem Gedicht »einfach Leben« wie folgt:

»In die Luft gucken,
die Sonne sehen,
Blumen erblicken und in der Nacht die Sterne,
Kindern zuschauen, lachen, spielen
tun, was Freude macht,
träumen,
die Fantasie spielen lassen,
zufrieden sein:
Das Leben wird ein Fest.«

Lassen Sie daher keinen einzigen Tag mehr vergehen, ohne dieses Gefühl gelebt zu haben, verspürt zu haben. Nehmen Sie sich die Zeit zu leben! Es ist Ihre Zeit. Was auf dieser Welt könnte so wichtig sein, dass Sie nicht einmal Zeit für sich selbst und Ihr eigenes Leben haben?

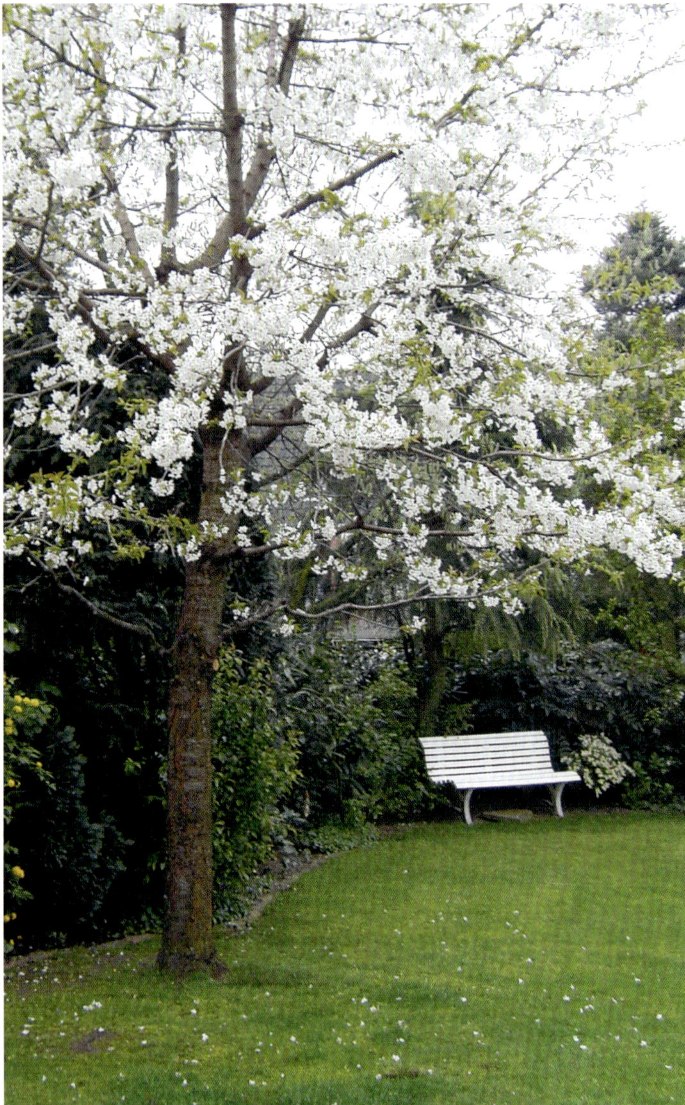

Nehmen Sie sich Zeit zu leben!

Normalisierung unseres Glücksanspruches

In einigen meiner Gespräche mit seelisch verletzten Menschen spiegelte sich ein hoher Anspruch an das eigene Lebensglück wider. Zitat aus einem Gespräch: »Mit dem Lottogewinn hat es nicht geklappt, meine Traumfrau habe ich auch nicht bekommen und beim Erwerb einer Immobilie hat mich mein Nachbar um zehntausend Euro überboten.« Dieses vertraute mir ein sichtlich genervter dreiundfünfzig jähriger Mann in der Sprechstunde an. Sein Lebensglück schien ihn verlassen zu haben. Er wollte von mir bedauert werden, was ich ganz bewusst nicht tat. Ich konnte mich des Eindrucks nicht erwehren, dass dieser Mensch einen *überzogenen Glücksanspruch* an sein Leben stellte. Statt sich über seinen guten Gesundheitszustand zu freuen, stellte er seine vermeintlichen Misserfolge in den Vordergrund.

Glauben wir denn wirklich, weil wir leben, einen Anspruch auf immerwährende irdische Glückseligkeit zu haben? Glauben wir denn wirklich, dass unser Leben fortwährend nach den Gesetzen einer bunten fröhlichen Konsumwelt verläuft?

Wirklich zu leben bedeutet, sowohl die *Höhen* als auch die *Tiefen* des menschlichen Daseins kennen zu lernen. Das Leben gleicht einer mathematischen Sinuskurve. Es gibt

beständige Auf- *und* Abwärtsbewegungen. Wir dürfen daher nicht ungerecht sein, indem wir eine abschüssige Lebensphase stellvertretend für unser gesamtes Leben als negativ beurteilen. Es bedarf natürlich schon einer gewissen Weitsicht und innerer Zuversicht, um nach dem Tal den nächsten Berg zu erahnen.
Diese Weitsicht ist bei traumatisierten Menschen eher gering ausgeprägt.
Blicke in die Zukunft sind bei diesen Menschen selten, weil sie durch ihr erlittenes Trauma gedanklich und emotional gerne in der Vergangenheit verweilen. Es ist als wenn das ungelöste Problem wie ein übergroßer Magnet die Gefühle und Gedanken im Gestern gefangen hält. Dieses Verhalten findet man v.a. bei schweren traumatischen Erlebnissen.
In meinem Leben bin ich wiederholt Menschen begegnet, die auf der Suche nach dem vermeintlich großen Glück ihr eigentliches Glück, welches sie bereits in Händen hielten, schlichtweg übersahen. Teilweise war ihr Leben anders verlaufen als von ihnen geplant. Sie haderten mit ihrem Leben, weil das große Glück sich nicht einstellen wollte. Dabei waren ihre Lebensumstände durchaus dazu geeignet, glücklich zu sein. Waren die Erwartungen an das eigene Leben zu hoch? Normalisierung des Glücksanspruches bedeutet nicht, sich mit einem unglücklichen Zustand auf Dauer zu begnügen. Es bedeutet vielmehr eine Reduzierung eines überzogenen Glücksanspruches. Nur weil uns vielleicht ein Stück vom Glück fehlt, sollten wir uns nicht davon abhalten lassen, alles andere bewusst zu genießen. Daher meine Empfehlung: Legen Sie die Messlatte für Ihr Glück nicht zu hoch, sonst kann das Glück Sie *nie* erreichen.

Ebenso wie unser Guthaben auf der Bank nicht durch einen einzigen großen Goldklumpen, der uns in den Schoss gelegt wurde, sondern durch das Zusammentragen vieler kleiner Geldbeträge entstanden ist, ebenso ist unser Glück auch kein einziges überschwängliches Dauererlebnis, sondern die Summe vieler kleiner und großer *Glücksmomente*. Diese in unserem Leben zu entdecken und wahr zu nehmen ist die persönliche Aufgabe eines jeden von uns.

✐ Eigene Notizen

Lernen Sie ein guter Verlierer zu sein

Ähnlich wie beim Sport, so können wir, ganz gleich über welche Fähigkeiten wir verfügen, auch im wahren Leben nicht nur *immer Sieger* sein. Ständig zu siegen ist auf Dauer ebenso unerträglich wie immer nur zu verlieren. Siegen wir beständig, wird dies zur Selbstverständlichkeit. Verlieren wir andauernd, werden wir mutlos. Es ist daher gut, wenn wir in unserem Leben einen *ausgewogenen* Erfahrungsschatz von Siegen *und* Niederlagen sammeln können. Es ist deshalb gut für uns, weil wir *lernen* müssen, sowohl mit Sieg als auch mit Niederlagen richtig umzugehen.

Wenn eine Beziehung nach langen Jahren zerbricht, dann gibt es häufig einen Sieger und einen Verlierer. Die wenigsten Beziehungen trennen sich emotionslos. Das sind z.B. die Verbindungen, in denen schon seit längerer Zeit kein echter zwischenmenschlicher Austausch mehr stattgefunden hat. Man hatte sich eigentlich nicht mehr viel zu sagen. Deshalb redete man gerne, um überhaupt noch etwas zu sagen, über das Wetter oder über andere Belanglosigkeiten. In einer solchen Beziehung gibt es keinen wirklichen emotionalen Hintergrund mehr. Deshalb ist eine Trennung für beide Partner auch kein unlösbares Problem. Diese »neutralen« Trennungen kommen in der Praxis allerdings eher selten vor. Die meisten Trennungen, die ich als Arzt in meiner Praxis miterlebt habe, zeigten einen deutlichen emotionalen Überhang eines Partners. Das bedeutet, dass der eine Partner den drohenden Verlust der Partnerschaft beweint, während der andere bereits über den Dingen zu stehen scheint. Sein Loslösungsprozess aus der gemeinsamen Verbindung hat schon vor Zeiten stattgefunden.

Der weinende Partner hat nur nichts davon bemerkt. Vielleicht hat er aus Angst, sich einem drohenden Konflikt stellen zu müssen, einige wichtige Bedürfnisse des anderen Partners aus seinem Gesichtsfeld ausgeblendet.

Nun steht er da und ist zutiefst verletzt, seine Seele vibriert, während der andere als scheinbar unbeteiligter Mensch etwas hilflos daneben steht.

Er weiß sehr wohl, dass die Tränen ihm persönlich gelten, aber er kann, da er sich bereits aus der Partnerschaft gelöst hat, wenig mit ihnen anfangen. Sie treffen ihn daher kaum mehr. Er wird allenfalls ein Gefühl des Mitleids empfinden. Gerade diese Situation, in der die Diskrepanz der auseinander gedrifteten Gefühle deutlich sichtbar wird, ist für den Menschen, der emotional weiterhin in der Partnerschaft verankert ist, eine schwere seelische Belastung. Aus dieser Situation heraus kann zu jeder Zeit ein akutes seelisches Trauma entstehen.

Das Ende einer Partnerschaft ist zumeist ein trauriger Zeitpunkt einer Beziehung, aber es ist auch ein überaus *wichtiger*, denn niemals deutlicher als jetzt zeigt sich, *wen* Sie tatsächlich in all' den Jahren zum Partner gehabt haben. Zu keinem anderen Zeitpunkt werden Sie klarere

Informationen über dessen Charakter- und Wesenseigenschaften erhalten. Am Ende einer Beziehung werden die Masken abgelegt. Dann zeigt jeder sein *wahres Gesicht*. In der Trennungssituation zeigt sich somit sehr deutlich, ob Sie einen Gewinn oder eine Niete gezogen haben.
Trennungen sind eigentlich etwas ganz Alltägliches. Häufig hören wir davon im Bekanntenkreis oder können davon in der Zeitung lesen. Nur wenn diese uns persönlich treffen, gewinnen sie große Bedeutung für unsere innere Balance. Kommen wir zu einem konkreten Beispiel: Wenn sich Ihr langjähriger Freund von Ihnen trennt, weil er eine andere Liebe gefunden hat, dann haben Sie im wesentlichen zwei Möglichkeiten, wie Sie hierauf reagieren können. Zum einen können Sie Ihre ganze Enttäuschung und Wut über sein Verhalten in einer verbalen Wortschlacht über ihn ausgießen. Sie können ihn in einem Tobsuchtsanfall als den »hinterletzten Menschen« beschimpfen. Sie können ihm eine saftige Ohrfeige verpassen, die von Ihnen gemachten Geschenke zurückverlangen und seine neue Kamera vor ihm auf den Boden werfen. An seiner Entscheidung, Sie zu verlassen, wird das alles *nichts* ändern. Im Gegenteil, er wird sich innerlich in seiner Meinung über Sie bestätigt fühlen und Ihre Wutausbrüche als letzten Beweis dafür nehmen, dass Sie doch ein streitsüchtiger Mensch sind. Er wird Ihren Wortschwall, mit dem Sie es ihm mal so richtig zeigen wollten, einfach innerlich abwehren. Ihr Angriff wird somit trotz Ihres scharfen Tons ins Leere laufen. Wenn Sie endlich am Ende Ihrer Ausführungen angekommen sind, wird er Sie vielleicht kurz fragen: »Na, geht's dir jetzt besser«, oder »bist du jetzt endlich fertig?« Dann wird er Sie mit Ihrem puterroten Kopf stehen lassen und wortlos aus der Tür gehen. Sie schäu-

men innerlich vor Wut und ärgern sich darüber, dass Ihnen jetzt, wo er nicht mehr da ist, noch so vieles einfällt, was Sie ihm noch an den Kopf werfen wollten. Mein Gott, was haben Sie gemacht? Geht es Ihnen jetzt etwa wirklich besser? Warum in aller Welt haben Sie es diesem Menschen nur so entsetzlich leicht gemacht? Ich glaube, Sie haben eine große Chance vertan. Bedenken Sie doch bitte: Wenn Ihre Partnerschaft schon zerbricht, und Sie das Wagnis, sich auf einen Menschen seelisch eingelassen zu haben, definitiv verloren haben, dann zeigen Sie ihrem Gegenüber, dass Sie ein Mensch sind, der sicherlich *nicht unbesiegbar* ist, der aber angesichts der drohenden Niederlage seine menschliche Würde nicht gleich mit verliert. Zeigen Sie Ihrem Partner, der Ihnen den schwarzen Peter zustecken will, dass Sie ein *fairer* Verlierer sind. Treten Sie nicht nach! Schlagen Sie nicht über Gebühr verbal zurück, sondern halten Sie dem anderen frech Ihre andere Wange hin. Menschliche Würde heißt nicht aufgesetzte äußere Maskerade. Sie sollen nicht die Unbeteiligte spielen, wenn Sie nur noch weinen möchten. Aber wenn Sie ihrem Partner am Ende einer gemeinsamen Verbindung noch etwas sagen möchten, dann tun Sie das bitte mit den Worten und Gesten des *fairen Verlierers*. Machen Sie das in dem Stil, auf den Sie in vielen Jahren noch stolz auf sich selbst sein werden. Man kann Sie zwar mit Füßen treten und bespucken, aber Ihre *Würde* lassen Sie sich von *keinem* nehmen. Reagieren Sie bewusst vor allem auch dann so, wenn man Sie nach Strich und Faden belogen und betrogen hat. Niemals mehr können Sie Ihren ehemaligen Partner dermaßen beeindrucken, wenn Sie sich z. B. zu wenigen Worten des Dankes für eine gemeinsame schöne Zeit bereit finden. Das kann sich dann im Falle des Ausgetauschtwerdens wie folgt anhören: »Warum du das tust, und *wie* du das tust, werde ich wohl nie verstehen. Was du mit mir zusammen erlebt hast, vermag ich nicht zu beurteilen. Ich weiß nur, dass ICH mit dir eine wunderschöne Zeit verlebt habe, und für diese wunderschöne Zeit möchte ich mich bei dir von Herzen bedanken.«

Mit diesen Worten stellt sich das offensichtliche »Opfer« der Beziehung über den vermeintlichen »Täter«. Dieses bewusste Zeigen von *Fairplay*, gerade am Ende einer Partnerschaft ist die zweite Möglichkeit, auf eine Trennung nach außen hin zu reagieren. Was meinen Sie selbst, welches Abschiedsgespräch ist wohl am beeindruckendsten?

Natürlich sind Trennungsszenen unerfreulich. Sie können aber sicher sein, dass Sie niemals zuvor soviel Anerkennung von Ihrem Partner bekommen haben, wie durch diese Geste des fairen Verlierers. Dieses Verhalten wirkt auch deshalb so beeindruckend, weil es vollkommen *unerwartet* für Ihr Gegenüber ist. Ihr Partner wird sich, vorausgesetzt er hat überhaupt ein Gespür für irgendetwas, noch nach Jahren an diese Situation erinnern.

Ihr Verhalten wird ihm auf jeden Fall Respekt abverlangen. Wir kennen dieses Phänomen aus dem Sport. Manchmal ist uns die unterlegene Mannschaft deutlich sympathischer als der eigentliche Sieger.

Der moralisch Überlegene wird nicht selten höher bewertet, als der eigentliche Gewinner. Dieses vor allem dann, wenn es die Verlierermannschaft versteht, durch ihr faires Verhalten die Niederlage in einen moralischen Sieg umzuwandeln. Gerade am Ende einer langjährigen engen Beziehung ist es wichtig, das zerstörende Element der Trennung dadurch zu entschärfen, dass die Dornen der Trennung nicht den gesamten Schatz an gemeinsamen positiven Erfahrungen und Erlebnissen, vernichten. Das entspricht nicht dem eigentlichen Wert der gemachten Erfahrungen und schon gar nicht den Gefühlen des emotional gebundenen Partners. Wäre die Beziehung *so schlecht* gewesen wie sie jetzt am Ende der Partnerschaft dargestellt wird, dann hätte sie nicht *so lange* erfolgreich bestehen können. Das Verhalten des Fairplay dient nicht so sehr dem Wunsch nach einem Abschieds-Imponiergehabe, sondern es wird Ihnen auf Dauer selbst zugute kommen. Tun Sie dieses daher nicht für den anderen. Tun Sie dies für sich *selbst.* Dieses Zeichen von »ich bin aus einem anderen Holz geschnitzt als du«, ist Ihre erste eigene Unabhängigkeitserklärung von Ihrem Partner. Sie zeigen, dass Sie mit seinen Lügen nichts gemein haben.

Sie treten heraus aus der reinen Opferrolle und beweisen sich so indirekt, dass Sie es gelernt haben, wirklich fair verlieren zu können. Sie beteiligen sich nicht an dem Spiel des Zerstörens. Das stärkt Ihre Selbstachtung, denn Sie spüren, dass Sie im Augenblick zwar unterlegen sind, aber so lange Sie sich selbst haben, können Sie zwar unterliegen, aber nicht auf Dauer untergehen. Diese Stärkung des Selbstwertgefühls ist gerade am Ende einer Partnerschaft für den emotional an der Verbindung noch hängenden Menschen eine wichtige Überlebensstrategie. Wenn Ihr gesamtes Lebenskonzept durch den Verlust einer großen Liebe oder durch ein anderes bedeutendes Ereignis *akut* in Frage gestellt wird, dann kann nicht nur unsere innere Gefühlswelt, sondern häufig auch unser *Selbstwertgefühl* erheblichen Schaden nehmen. Hatte der Partner zu unseren gemeinsamen Glanzzeiten durch seine Anerkennung unser Selbstwertgefühl vermehrt gestärkt, so droht jetzt, wo die Anerkennung fehlt, eine Verminderung unserer Selbstachtung.

In extremen Fällen kann diese fast vollständig vernichtet werden. Wir halten uns dann auf einmal für nicht mehr begehrenswert, ja nahezu für wertlos. Wir nehmen in dieser Situation das Scheitern der Beziehung als Beweis für unsere vermeintliche Minderwertigkeit. So zeigt sich am Ende einer missglückten Beziehung, dass wir nicht selten einen *zweifachen* seelischen Schaden erlitten haben. Zum einen haben wir unseren emotionalen Bezugspartner verloren, und zum zweiten haben wir einen großen Teil unseres Selbstwertgefühls eingebüßt. Wie groß dieser Anteil im Einzelfall definitiv ist, hängt im Wesentlichen davon ab, wie *abhängig* wir vom positiven Zuspruch unseres Partners in der Gemeinschaft gewesen sind. War seine Anerkennung für uns ein maßgeblicher Faktor, so wird unser Selbstwertgefühl stärker verletzt werden, als wenn wir über weitere stabilisierende Ressourcen verfügen. Doch ganz gleich welche definitive Bedeutung die Anwesenheit des Partners für unser Selbstempfinden wirklich gehabt hat, die Notwendigkeit des Wiederaufbaus eines tragfähigen neuen Selbstvertrauens scheint für unser weiteres Leben unumgänglich zu sein. Doch, wie macht man das? Wie kommt man vom Abstellgleis wieder auf die Autobahn des Lebens zurück? Wie wird aus Asche wieder Glut hergestellt? Mit diesen wichtigen Fragen wollen wir uns im nächsten Kapitel beschäftigen.

Der Wiederaufbau eines zerstörten Selbstbewusstseins

Gerade am Ende einer langjährigen Partnerschaft und natürlich auch durch andere unvorhergesehene Lebensereignisse kann es immer wieder zu einer Verminderung und im Extremfall sogar zu einer Zerstörung des bei jedem Menschen sehr individuell ausgeprägten Selbstwertgefühls kommen.

Ganz gleich, was Ihnen ein Gesprächspartner über sich selbst an großartigen Dingen erzählt, einen Menschen mit verletztem Selbstwertgefühl können Sie zumeist schon von außen her erkennen. Der Gesichtsausdruck eines solchen Menschen erscheint müde und abgeschlagen. Es fehlt der Glanz in den Augen und das Strahlen eines gewinnenden Lachens. Diese Menschen wirken leicht verlegen, so, als wollten sie sich ständig für sich selbst entschuldigen. Die Körperhaltung wirkt als Ausdruck der unzureichenden Selbstwertschätzung schlaff und spannungslos. Leicht lässt sich somit bereits am gesamten äußeren Erscheinungsbild ablesen, dass hier ein Mensch mit einem derzeitig geringen Selbstwertgefühl vor Ihnen steht. Das Selbstwertgefühl eines Menschen ist ein überaus kostbares, aber leider äußerst zerbrechliches Gut. Sehr leicht kann es daher bei allen Formen von seelischen Verletzungen Schaden

nehmen. Es ist leicht zu zerstören, aber schwer wieder aufzubauen.
Um es gleich vorweg zu sagen, ich kenne kaum eine größere Herausforderung und zugleich schwierigere Aufgabe als den Wiederaufbau eines zerstörten Selbstbewusstseins zu bewerkstelligen. Alles, was Sie sich in Ihrem bisherigen Leben erhofft und erträumt hatten, Ihre ganze Lebensplanung ist durch den Eintritt des unerwarteten Ereignisses im Kern in Frage gestellt worden. Die Situation gleicht einem *seelischen Börsencrash*. Ihre zuvor hoch dotierten Papiere sind jetzt auf einmal über Nacht nichts mehr wert. Sie halten auf einmal Altpapier in Ihren Händen.
So klein und niedrig wie der Börsenkurs Ihrer Aktien, so klein und »wertlos« fühlen Sie sich auf einmal auch innerlich. Alles, was jemals von Bedeutung war, hat jetzt auf einmal kein Gewicht mehr. Keinen Stein scheint das Trauma auf dem anderen gelassen zu haben. Bis auf die vier Himmelsrichtungen und bis auf die Unveränderbarkeit des Datums und des Tag-/Nachtrhythmusses, hat sich Ihr Leben scheinbar vollkommen verändert. Ihre alte in vielen Jahren aufgebaute innere Ordnung gibt es auf einmal nicht mehr. Eine *neue* Ordnung, nach der Sie Ihr weiteres Leben ausrichten könnten, gibt es jedoch *noch nicht*. Sie sind deswegen vollkommen ohne Orientierung. Selten sind Sie in Ihrem Leben so mutlos, kraft- und ratlos gewesen. Alle Ihre Erwartungen und Hoffnungen an das Leben haben Sie scheinbar betrogen. Sie sind innerlich zutiefst verunsichert, und Sie stellen sich die Frage, wie Ihr innerer Kompass, dem Sie zuvor doch blind vertrauen konnten, Sie so täuschen konnte. Wäre Ihr lädiertes Selbstvertrauen ein Automobil, man würde es in diesem Zustand als wirtschaftlichen Totalschaden einstufen und

Ihnen dringend raten, ein neues Auto zu kaufen. Für Ihren erlittenen Seelencrash gibt es keine Ersatzteile. Hier gelten andere Regeln als bei der Autoreparatur. Hier reicht auch kein einfaches Reparieren mehr. Hier muss *komplett neu* aufgebaut werden. Eine überaus schwierige Situation. Hätten Sie diese Katastrophe vielleicht verhindern können? Es stellen sich Fragen über Fragen. Aber es ist keiner da, der Ihnen eine glaubhafte, zuverlässige Antwort hierauf gibt. Da, wo Sie jetzt sind, gibt es scheinbar keinen Boden und keinen Halt mehr unter den Füßen. Sie stehen vor den Scherben Ihrer Hoffnungen. Es ist Ihr Ground Zero, der elfte September Ihres Selbstwertgefühls. Über allem macht sich zudem eine Dunstglocke der tiefsten inneren Verunsicherung und der ratlosen Verzweiflung breit. Sind Sie jetzt ein dauerhafter Verlierer geworden?

Wer diese Situation schon einmal durchlebt hat, der weiß, dass die Gedanken wild und wahllos durcheinander gehen. Sie machen selbst vor bisher nicht erlaubten Gedanken wie Selbsttötung keineswegs halt. In einer Zeit Ihres Lebens, in der es scheinbar keine Ordnung mehr gibt, da wird manches, was bisher ausgeblendet wurde, möglich. Überrascht es Sie, dass bei den meisten Selbsttötungen die Zeitspanne von der Planung bis zur Durchführung des Freitodes ganze vierundzwanzig Stunden beträgt?

Der Wiederaufbau eines durch ein Trauma zerstörten Selbstwertgefühls und Selbstvertrauens scheint auf den ersten Blick eine schier unlösbare Aufgabe zu sein. Sie kommt in etwa der Aufforderung gleich, Asche wieder in Glut zu verwandeln. Man muss sich sozusagen wie der Baron von Münchhausen am eigenen Schopf aus der misslichen Situation befreien.

Das ist wahrlich keine leichte Aufgabe, zumal unterstützende Kräfte von außen zumeist fehlen. Gerade in der Akutphase der Aufarbeitung eines erlittenen seelischen Traumas ist das Selbstwertgefühl des traumatisierten Menschen so klein wie selten zuvor. Das ist wie ein Glas, das Ihnen aus der Hand gleitet. Vor dem Aufprall auf dem Boden war es vollkommen intakt. Doch bei dem Aufprall zerspringt das Selbstwertgefühl in viele kleine Scherben. Sie sind sozusagen »am Boden zerstört.« Im Fall des zerstörten Glases werden wir in der Regel einen Besen holen, die Überreste zusammenfegen und die Scherben im Mülleimer entsorgen. Neue Gläser gibt es im Kaufhaus nebenan in jeder Form, Größe und Preislage. Alles kein Problem. Was aber machen wir mit unserem beschädigten Selbstwertgefühl? Antwort: Wir werden wohl nicht darum herum kommen, dieses mühsam Stück für Stück wieder aufzubauen. Ein *kompletter Neuaufbau* ist also erforderlich. Dabei muss jedem klar sein, dass ein Neuaufbau immer schwierig ist. Er ist mit viel Arbeit, Sorgen und Mühen verbunden. So schwer die zu bewältigende Arbeit jedoch auch sein mag, jeder Neuaufbau hat aber auch einen ganz entscheidenden Vorteil: *Er trägt die wichtige Chance einer möglichen positiven Veränderung in sich*. Natürlich gibt es auch Rückschläge auf diesem Weg. Nicht jeder Neuanfang gelingt unmittelbar. Wir werden kämpfen müssen und können natürlich verlieren. Aber, bitte, wer nicht um seinen persönlichen Neubeginn hart kämpft, der hat bereits verloren. Erzählen Sie mir jetzt nicht, dass Sie das mit dem Neuaufbau nicht können. Sagen Sie mir lieber, das habe ich *noch nie* in meinem Leben gemacht, und ich habe große Angst davor. Das kann ich gut verstehen. Es ist wirklich eine große Aufgabe, die auf Sie wartet. Wenn ich nicht schon einige Menschen auf diesem schwierigen Weg begleitet hätte, dann würde ich die gestellte Aufgabe für unlösbar halten. Der Weg von der Stunde Null Ihres Selbstwertgefühls zu einem neuen belastbaren Selbstvertrauen ist weit, so weit, dass Sie ganz am Anfang glauben, Ihr gestecktes Ziel nie jemals zu erreichen. Denken Sie im Zweifelsfall an ein ganz besonders extremes Beispiel. Denken Sie an die Trümmerberge, die es in Deutschland am Ende des zweiten Weltkrieges in den Städten gab. Deutschland lag buchstäblich in Schutt und Asche.

Nicht anders ist zurzeit das Erscheinungsbild Ihres Selbstbewusstseins.

Was aber haben die Menschen damals gemacht? Richtig, sie haben trotz der gewaltigen unübersehbaren Trümmerwüste angepackt und Stein für Stein bewegt und daraus etwas *Neues* geschaffen. Dabei ist es wichtig zu wissen, dass Sie zumeist nicht die alten Häuser wieder aufgebaut haben, sondern neue Häuser mit einem anderen Aussehen, aber manchmal mit Hilfe der *alten* Steine. Meinen Sie, das ist denen damals leicht gefallen?

Sicherlich nicht!

Das, was damals ein ganzes Volk geschafft hat, das werden Sie für sich selbst im Kleinen schaffen. Dabei gibt es sicherlich verschiedene Vorgehensweisen, die Basis für ein neues Selbstwertgefühl zu erschaffen. Es ist ähnlich wie bei einem Haus. Man fängt mit dem Fundament an.

Dieses sollte natürlich möglichst stabil und vollkommen im Lot sein, damit das später hierauf errichtete Haus nicht schräg auf der Bodenplatte stehen muss. Ein solches Fundament fängt am einfachsten mit einer ehrlichen Selbstbefragung an. Versuchen Sie dabei zunächst auf einige fundamentale Fragen eine Antwort zu finden. Machen Sie eine innere Bestandsaufnahme. Ihre Fragen könnten dabei wie folgt lauten: Was kann ich? Was habe ich? Was möchte ich? Was habe ich in meinem Leben bisher schon erreicht, und was will ich noch erreichen? Bin ich dahin in meinem Leben gelangt, wohin ich eigentlich kommen wollte? Wo liegen meine Stärken, wo meine Schwächen? Gibt es Fehler, die ich in der Vergangenheit gemacht habe? Was kann ich aus diesen Fehlern lernen? Sie machen mit diesen Fragen einfach ausgedrückt eine persönliche Standortbestimmung oder man könnte auch sagen, Sie machen Ihre eigene *»seelische Inventur«*. Das ist für Ungeübte sicherlich zunächst nicht ganz einfach. Wer hat sich bisher auch schon ausschließlich mit sich selbst beschäftigt? Wegen der ersten Anlaufschwierigkeiten bei der »seelischen Inventur« machen viele traumatisierte Menschen zunächst einmal so weiter wie bisher. Die äußeren Umstände ihres Lebens zwingen sie einfach dazu. Obwohl Sie sich an manchen Tagen am liebsten in Ihrem Bett verkriechen möchten, fordert Ihr Leben Sie zum Weitermachen auf. Ihre Miete muss rechtzeitig bezahlt werden, und die Arbeit im Büro will trotz Ihres desolaten inneren Zustandes erledigt werden. Ihr Leben fragt Sie derzeitig nicht danach, ob Sie *Lust* zu etwas haben oder nicht. Dass es Sie nicht fragt, ist eigentlich ganz sinnvoll, denn Ihr Leben kennt die Antwort bereits im Voraus.

»Nein«, würden Sie sagen oder: »Ich will nicht, lass' mich bloß in Ruhe!«

In Ihrem jetzigen seelischen Zustand verrichten Sie Ihre Arbeit rein mechanisch, ohne Freude und innerer Begeisterung. Selbst Ihre Hobbys sind Ihnen in dieser Phase weitgehend gleichgültig. Wenn Sie überhaupt etwas antreibt, dann am ehesten die Tagesroutine und eine Art »inneres Notstromaggregat«, das kurz als Ihr Selbsterhaltungstrieb identifiziert werden kann. Dieses lässt sich von Gefühlen wenig beeindrucken. Dies Aggregat ist kalt und nüchtern. Es ist vergleichbar einem Automobil in absoluter Standardausstattung: vier Reifen, vier Sitze, ein Lenkrad, fertig! Zugegeben damit zu fahren macht keinen Spaß, aber *es fährt.* Ebenso wie das spartanische Auto macht Ihnen auch das Leben zur Zeit keine wirkliche Freude. Das stimmt, aber sie *leben.* Je mehr Erfahrung Sie mit der Methode der »inneren Inventur« gesammelt haben, desto leichter gelingt Ihnen eine ehrliche Standortbestimmung Ihrer Person. Diese Bestandsaufnahme der eigenen Möglichkeiten kann nun in einem zweiten Schritt mit den vorherrschenden Lebenswünschen und noch zu erreichenden Zielen verglichen werden. Bei diesem Vergleich bemerken Sie fast zwangsläufig, dass *Ausgangspunkt* und *Ziel* nicht unerreichbar weit auseinander liegen müssen. Dabei spüren Sie, dass Sie auf dem besten Wege sind, Ihr Leben *neu* zu erkunden und zu entdecken. Zumindest fangen Sie damit an, Ihr Leben wieder auszuloten. Sie merken, dass es für das Erreichen Ihrer Ziele nicht unbedingt notwendig ist, dass Sie aussehen wie ein begehrenswertes Fotomodell oder, dass Sie so reich sein müssen wie ein Millionär. Für das Erreichen Ihrer gesteckten Ziele ist Ihr Einkommen durchaus ausreichend und auch Ihr Aussehen ist dafür, dass Sie kein Supermodell sein möchten, durchaus zufriedenstellend. Auf diese Weise begreifen Sie bei Ihrer Bestandsaufnahme, dass Sie nicht in jeder Beziehung Ihres Lebens mit *Superlativen* glänzen müssen, um die von Ihnen anvisierten Ziele zu erreichen. Sie dürfen also ruhig S*ie selbst* sein. Ein gesundes Mittelmaß ist bei manchen Dingen durchaus angebracht. Erlauben Sie sich daher ruhig diesen »ungemeinen Luxus«, Sie selbst zu sein. Und wenn Sie schon dabei sind, Sie selbst zu sein, dann versuchen Sie auch gleich, sich selbst so anzunehmen wie Sie wirklich sind. In dem Augenblick, wo es Ihnen gelingt, sich selbst mit all' Ihren Vor- und auch Nachteilen anzunehmen, haben Sie fast schon ein sicheres Fundament für Ihr neues Selbstwertgefühl geschaffen. Die erste Tragfähigkeit dieses Fundamentes spüren Sie schon bald an einer gewissen *Unabhängigkeit* von der Meinung anderer Menschen. Wenn Sie einer nett und sympathisch findet, freuen Sie sich natürlich darüber. Anerkennende Worte tun Ihrer Seele gut, aber Sie sind nicht mehr von ihnen abhängig. Die positive Resonanz wird Sie somit nicht mehr zur Überheblichkeit verleiten. Auch vor negativer Kritik an Ihrer Person sind Sie viel besser als zuvor geschützt. Negative Äußerungen über Sie, können Sie viel besser als bisher tolerieren, da Sie durch das *Ruhen in der eigenen Persönlichkeit* nicht mehr zwingend auf den Beifall von außen angewiesen sind. Sie sind insgesamt *unabhängiger* geworden.

Im Idealfall fangen Sie ab jetzt langsam an zu begreifen *wer* Sie sind, und *was* Sie wollen, und natürlich auch was Sie *nicht* wollen.

Wenn Sie erst einmal im Wiederaufbau Ihres Selbstwertgefühls diese Stufe erreicht haben, dann bin ich sicher, dass Sie die nun folgenden Schritte ebenfalls mit Bravour meistern werden. Mit der realistischen Betrachtungsweise Ihrer eigenen Möglichkeiten und Fähigkeiten, verbunden mit dem Versuch, sich selbst im besten Sinne mit allen Vor- und Nachteilen anzunehmen, wächst Ihr Selbstbewusstsein ähnlich wie ein Pflanzentrieb, den Sie vor wenigen Wochen in die Erde gesteckt haben. Noch ist der Steckling anfällig gegenüber äußeren Umwelteinflüssen. So ist es durchaus vorstellbar, dass Sie, wenn Sie gerade eine traumatisierende Beziehungserfahrung hinter sich haben, viele, der Ihnen begegnenden Menschen für deutlich liebenswerter und attraktiver halten, als sich selbst. In der Phase, in der Sie sich noch nicht selbst angenommen haben, können Sie an manchen Tagen sich selbst als den widerlichsten und unattraktivsten Menschen der ganzen Stadt empfinden. Das ist durchaus normal. Sie können sich zu diesem Zeitpunkt nicht einmal im Entferntesten vorstellen, dass auch Sie einmal wieder ein blühender Mensch werden können. Sie werden es aber mit zunehmender Entfaltung Ihres neuen Selbstwertgefühls wieder werden. Da bin ich mir ganz sicher.

Sie glauben mir nicht? Legen Sie für diesen Fall einige für Sie wirklich bedeutsame Dinge in Ihrem Leben fest. Das können Talente und Fähigkeiten an Ihnen sein, die Sie an sich mögen und die Ihnen besonders wichtig sind. Ebenso können Sie bei dieser Übung aber auch Hoffnungen und Wünsche verwenden, deren Erfüllung für Sie unabdingbar sind.

Legen Sie nach der Festlegung dieser für Sie elementaren Dinge eine entsprechende Anzahl von keimfähigen Sonnenblumenkernen in einen Pflanzkübel und beobachten Sie, was mit der Zeit aus dem kleinen dunklen Samenkorn entsteht. Wenn Sie mögen, können Sie die Entwicklung der Pflanzen alle vier Wochen mit Ihrer Kamera dokumentieren. Halten Sie dann anschließend die gemachten Bilder in chronologischer Reihenfolge nebeneinander.

Na, was sagen Sie jetzt?

Hätten Sie das für möglich gehalten? Nehmen Sie diese Erfahrung tief in sich auf, denn ebenso wie aus dem kleinen

Keimling eine strahlend leuchtende Sonnenblume entstanden ist, kann auch aus Ihnen, *wenn Sie wirklich wollen*, wieder *trotz* Ihres erlebten Traumas ein im wahrsten Sinne des Wortes strahlender und blühender Mensch werden. Doch bevor Sie soweit sind, müssen Sie zunächst einmal lernen ähnlich wie ein Segelsurfer auf seinem Brett, den Sie umgebenden Wellen Ihres Lebens wieder sicher Paroli zu bieten. Versuchen Sie daher ähnlich wie ein Surfer den für Sie in jeder Hinsicht unerfreulichen Zustand zunächst einmal für einen begrenzten Zeitraum zu akzeptieren. Sie bemühen sich, sich zunächst einmal bei dem starken Wellengang Ihres Lebens überhaupt auf dem Brett zu halten. Ein Surfer tut dies, indem er die so genannte »Grundstellung« einnimmt. Grundstellung heißt: linkes Bein links neben den Mast stellen, rechtes Bein rechts neben den Mast platzieren, mit dem linken Arm den Mast mit dem Segel festhalten und dieses frei im Wind wehen lassen. In dieser Stellung kann ein Surfer ohne großen Kraftaufwand stundenlang sicher auf dem Brett stehen und geeignete Wind- und Wellenverhältnisse abwarten. Auf diese Weise lassen sich selbst windlose Zeiten und Phasen der Erschöpfung sicher auf dem Brett überstehen.
Auch die längste Flaute geht einmal zu Ende. Vielleicht fängt der Wind ganz langsam wieder an zu wehen. Erst ist es nur eine leichte unbeständige Bewegung in Ihrem Segel, dann ein vorsichtiger Windstoß, gefolgt von einer sanften aber beständigen Brise, die es Ihnen ermöglicht, erneut Ihr Brett in Fahrt zu bringen. Sie sind froh darüber, dass es überhaupt weitergeht, denn der lange Stillstand war für Sie ungewohnt und belastend.
Durch den leichten Wind, der an Beständigkeit zunimmt, können Sie bald eine neue Kursrichtung einschlagen.

Durch ein geschicktes Manöver gelingt es Ihnen sogar, einem Motorbootfahrer, der Sie gerne vom Brett ins Wasser geworfen hätte, auszuweichen. Sie empfinden zum ersten Mal seit langer Zeit wieder ein Gefühl des Stolzes und der Freude. Das haben Sie gut gemacht. Wer hätte das gedacht, dass Sie noch einmal mit Ihrem Brett Fahrt aufnehmen würden? Ebenso wie dem zunächst etwas hilflosen Surfer auf dem Brett, geht es manchen Menschen, die sich in der Wiederaufbauphase ihres Selbstwertgefühles nach einem erlittenen Trauma befinden. So sehr wir uns anfänglich auch bemühen mögen, so können wir gegen den akuten Windmangel in unseren Lebenssegeln wenig unternehmen. Wir müssen daher die Kraft aufbringen, diesen unbefriedigenden Zustand für eine Zeit lang auszuhalten. Wie wir aber bereits in dem Kapitel »es gibt nicht nur *eine* Zeit« gesehen haben, wird dieser unerfreuliche Zustand früher oder später ein Ende finden. Es ist natürlich ein Irrtum zu glauben, dass mit dem Einsetzen des ersten Windstoßes unser lädiertes Selbstwertgefühl schon wieder aufgebaut wäre. Nein, bei weitem nicht! Der Ihnen vertraute Surfer ist noch lange nicht am anderen Ufer angekommen. Das wird sicherlich noch eine Weile dauern. Aber Sie werden sehen, dass jeder neue noch so kleine Windstoß Sie ein Stückchen voranbringen wird. Natürlich müssen Sie bei wechselnden Windverhältnissen immer mal wieder die Stellung Ihres Segels auf dem Brett verändern. Vielleicht ist es bei diesen Manövern aufgrund der vorherrschenden Windverhältnisse auch einmal nötig, in die entgegengesetzte Richtung zu fahren. Aber mit der Zeit werden Sie erkennen, dass Sie sich trotz dieser Richtungsänderungen Ihrem angepeilten Ziel unaufhaltsam nähern. Diese, in der Segelsprache als »Kreuzen« bezeichneten Wendemanöver,

sind anstrengend und Kräfte zehrend, aber sie bringen Sie trotz widriger Windverhältnisse sicher an Ihr Ziel.
Seelisch traumatisierte Menschen sind in der Regel vorsichtige Menschen. Sie verhalten sich so, um weitere Verletzungen zu vermeiden. Sie segeln, bildlich gesprochen, mit einer ganz geringen Segelfläche. Man könnte sagen, dass sie das kleine seelische Sturmsegel nehmen und zunächst einmal die sie umgebenden menschlichen Winde vorsichtig testen. Auf diese Weise machen wir nur kleine Fahrt, aber wir *fahren*. Mit zunehmender Sicherheit und wachsendem Selbstvertrauen vergrößern wir die Segelfläche. Es kann dabei sein, dass wir unabsichtlich einmal oder sogar mehrmals hintereinander ins Wasser fallen, aber wir stehen immer wieder auf und lassen uns nicht entmutigen. Dabei können wir die Erfahrung machen, dass nicht das Beginnen einer Handlung belohnt wird, sondern nur das Durchhalten.
Ja, höre ich Sie jetzt sagen, wenn das alles so einfach wäre, wie in diesem Beispiel mit dem Surfer. Was aber konkret sind die Winde, die uns auf unserem angepeilten Weg des Wiederaufbaus unseres Selbstwertgefühles hilfreich sein können?
Diese Frage ist sicherlich überaus berechtigt und bedarf daher der näheren Betrachtung. Ganz allgemein kann man sagen: Ebenso wie es viele verschiedene Windrichtungen und viele unterschiedliche Windstärken gibt, die Sie persönlich voranbringen können, ebenso gibt es die unterschiedlichsten Aktivitäten und Erlebnisse, die Ihnen bei dem Neuaufbau Ihres Selbstwertgefühles hilfreich sein können. Eine einzige verbindliche Aktivität, die jedem, ähnlich wie ein Schnellverband bei einer Wunde helfen würde, gibt es nicht. Zu unterschiedlich sind die erlittenen

seelischen Verletzungen und zu unterschiedlich sind die persönlichen Vorlieben und Interessen eines jeden Menschen. Es ist nicht so sehr von Bedeutung *was* Sie im Einzelnen machen, sondern *dass* Sie etwas machen. Nach einem erlittenen Trauma ist es wichtig, die Rolle der duldend leidenden Passivität zu verlassen und Schritt für Schritt ganz behutsam zu einer aktiveren Lebensführung zurückzufinden. Hierbei können die unterschiedlichsten Aktivitäten helfen. Das kann im Einzelfall die Neugestaltung der eigenen Wohnung sein. Das kann das Erlernen einer neuen Sprache sein. Ebenso kann aber auch der Erfahrungsaustausch mit Menschen in gleicher oder ähnlicher Lebenssituation hilfreich sein. Möglichkeiten gibt es sicherlich viele. Um den Rahmen dieses Buches nicht zu sprengen, habe ich einige Beispiele für solche Aktivitäten in einer Liste zusammengefasst. Alle genannten Aktivitäten sind darauf ausgerichtet, Ihnen auf Ihrem Weg zu einem neuen gefestigten Selbstwertgefühl dabei zu helfen, ein kleines Stück voran zu kommen. Aus dieser Liste, kann sich jeder ein ihn ansprechendes Ziel heraussuchen. Dabei empfiehlt es sich, zunächst einmal mit einem leicht erreichbaren ersten Ziel anzufangen und dann, je nach Fortschreiten der Erholung des Selbstwertgefühls ein schwierigeres auszuwählen.

Sie sehen, es ist ein weiter beschwerlicher Weg zu einem neuen Selbstwertgefühl zu gelangen. Viele Hindernisse können uns auf diesem Weg begegnen, aber ich freue mich schon heute auf Ihr erstes neues befreites Lachen, wenn nach der Phase der bleiernen Schwere und der Lebensunlust der erste leichte Windhauch Ihr erschlafftes Lebenssegel erneut berührt. Verlieren Sie auf diesem Weg nie den Mut, sondern vertrauen Sie gelassen darauf, dass auch irgendwann IHRE ZEIT kommt und mit dieser Ihr so hart und mühsam erarbeitetes *neues Selbstwertgefühl und Selbstvertrauen.*

✎ Eigene Notizen

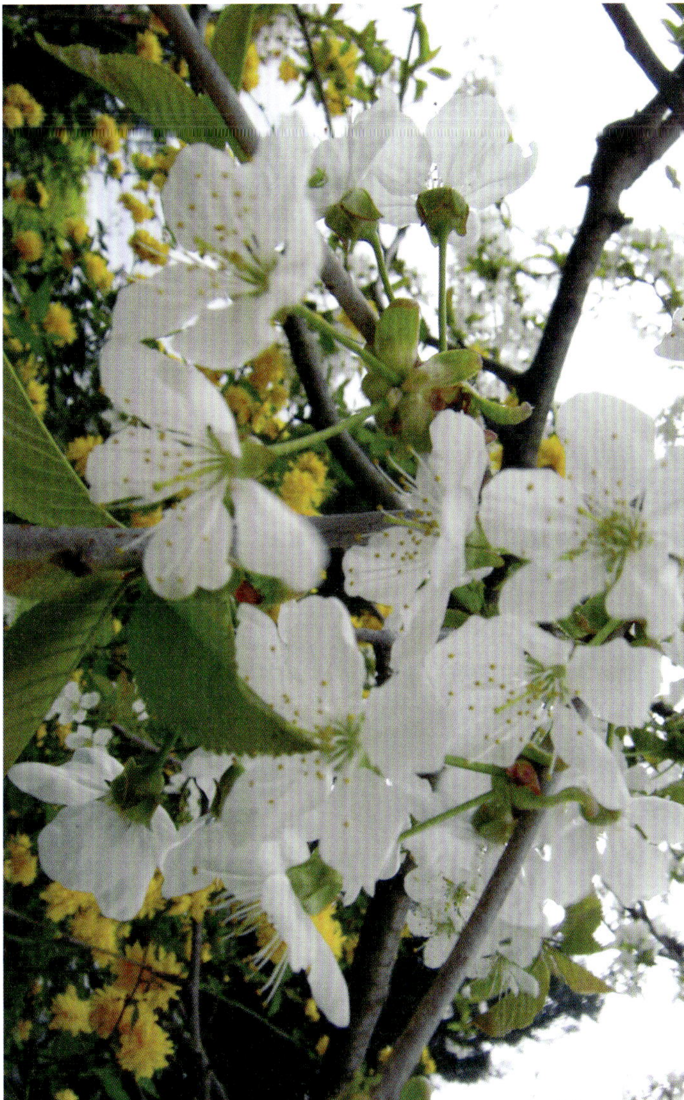

Jedem Winter folgt ein Frühling und mit ihm neues Leben

Hören Sie damit auf, Ihre Erinnerungen anzubeten

Wenn wir den Verlust eines geliebten Menschen zu beklagen haben, dann bemühen wir uns manchmal, unseren Trennungsschmerz dadurch zu vermindern, dass wir einiges von dem, was uns mit diesem Menschen verbunden hat, in die Gegenwart unseres Lebens hinüber zu retten. So lassen wir z.B. sein Zimmer und die darin befindlichen Gegenstände weitgehend unangetastet. Alles soll möglichst so bleiben wie es gewesen ist. Wir tun uns schwer damit, die nicht mehr benötigten Textilien bei einer Altkleidersammlung abzugeben. Wir rücken Dinge in den Mittelpunkt, die diesem Menschen zu Lebzeiten viel bedeutet haben. Zudem stellen wir Bilder von ihm in unserer Wohnung auf. Dieses Verhalten dient dazu, uns seine Nähe zu signalisieren. Obwohl es sich um rein materielle Gegenstände handelt, können diese nach dem Verlust der für uns wichtigen Person eine neue innere Aufgabe annehmen. Sie können in ihrer Bedeutung sozusagen zu Beweisstücken nicht nur für die ehemalige, sondern auch zur gefühlsmäßig verspürten gegenwärtigen Existenz des geliebten Menschen werden. Sie sind somit Zeugen seiner Zeit und geben Einblick in einen Teil seines Lebens. Sie spiegeln ein Stück seiner Persönlichkeit wider und lassen uns innerlich darauf hoffen, es könne die Tür aufgehen, und er stünde wie gewohnt vor uns. Auf diese Weise kann uns die äußere Unveränderbarkeit der Umgebung eine vermeintliche Beständigkeit der Lebensumstände vortäuschen. So kann eine gewisse Illusion von Ewigkeit entstehen. Wir halten den Menschen, der nicht mehr an unserer Seite ist, auf diese Weise künstlich durch ausgesuchte Gegenstände für uns selbst am Leben. Auch wenn wir die Gegenstände an sich selbst nicht gebrauchen können und uns selbst niemals zugelegt hätten, so erfahren sie doch durch den ehemaligen Besitzer eine deutliche Aufwertung der Wichtigkeit für uns. In vielen Wohnungen, die ich als Arzt bei Hausbesuchen betreten habe, fand ich eine solche Ecke der Erinnerung an Menschen, die im Familienkreis betrauert wurden. Liebevolle Erinnerungen an einen für uns bedeutsamen Menschen sind eine normale und durchaus wichtige Reaktion der menschlichen Seele. Problematisch können diese Erinnerungen jedoch bei Menschen werden, die ein seelisches Trauma in sich tragen. Diese neigen nämlich dazu, an dem *Vergangenen* unbeirrt *festzuhalten*. Dieses geschieht gerne dadurch, dass sie sich einen eigenen inneren Altar der Trauer erschaffen. In dieser vermeintlichen Ruhezone der Seele wird der Verlust dauerhaft dargestellt und immer wieder aufs Neue erlebt. Hierdurch erfährt das vergangene Ereignis eine übergroße Würdigung, die im Extremfall einer Huldigung der Vergangenheit entsprechen kann. Dabei sollte eigentlich der Vorgang der Trauer einen Loslösungsprozess in Gang setzen. Wenn wir uns jedoch aufgrund eines erlittenen Traumas nicht lösen wollen oder lösen können, dann wird die Trauer nicht zum *befreienden* Ablösungsprozess gebraucht, sondern zum *quälenden* Selbstzweck missbraucht. Vor ihrem inneren Anbetungsaltar fühlen sich Traumatisierte teilweise durchaus geborgen und verstanden, denn hier lassen sich leicht in ihren Gedanken alte, real nicht mehr existierende Ordnungen, wiederherstellen. So kann sich das Gefühl einstellen, dass der geliebte Mensch, der einen real schon längst verlassen hat, vermeintlich noch bei einem weilt. In dieser virtuellen Welt können sie noch einmal mit der betrauerten Person scheinbar zusammen sein. Es wird in dieser »inneren Hauskapelle« der Seele über alles Gewesene wieder und wieder nachgedacht. Redewendungen und Gesten des längst nicht mehr in der Realität existierenden Menschen fallen einem ein und werden auf ihre inhaltliche Bedeutung hin nochmals untersucht. Häufig werden dabei Fragen gestellt wie: »Wie hat er/sie das wohl gemeint?« »Warum hat er/sie das so gesagt?« »Wie konnte es überhaupt zu dem Vorfall kommen?« »Beruht alles eventuell nur auf einem großen Missverständnis?« Im Fall von tragischen Unfallereignissen drängen sich Fragen auf wie: »Warum ist ausgerechnet meine Frau oder mein Mann oder warum ist ausgerechnet unser Kind bei dem Ereignis zu Schaden gekommen?« Doch so sehr sich diese Fragen auch aufdrängen mögen, es gibt keine hinreichenden Antworten darauf. So bleibt es häufig bei der inneren Betrachtung und vielfältigen Erörterung des Geschehenen. Um nicht missverstanden zu werden: Trauer ist wichtig, um Geschehenes verarbeiten zu können. Jeder Mensch trauert auf seine ihm eigene Weise. Das ist nicht weiter verwunderlich, haben wir doch gleich zu Anfang dieses Buches die Kompliziertheit der menschlichen Seele kennen gelernt. Zu trauern bedeutet, den Versuch der inhaltlichen Verarbeitung eines Erlebnisses oder Ereignisses zu unternehmen. *Trauerarbeit ist stets seelische Schwerstarbeit.*

Deshalb begreifen wir, warum wir, wenn wir trauern, so leicht erschöpfbar sind. Trauerarbeit nimmt uns seelisch *und* körperlich vollkommen in Anspruch. Wenn wir uns jedoch bei unserer Trauer nur auf das geschehene Ereignis selbst konzentrieren und uns nicht um die eigentliche seelische Verarbeitung bemühen, dann laufen wir Gefahr, uns in unserer Trauer beständig im Kreise zu drehen. Wir trauern dann nicht mehr, um seelisch geheilt zu werden, sondern wir trauern, um uns weiterhin in einer längst vergangenen Zeitspanne unseres Lebens aufhalten zu können. Diese Trauer bedeutet *Stillstand* oder sogar *Rückschritt* in unserem Leben. Sie führt uns in die Welt des Gestern und scheint uns hier ein dauerhaftes Bleiberecht zu gewähren. Das aber ist ein großer Irrtum. Auch wenn wir die Kerzen auf unserem inneren Traueraltar täglich neu anzünden und versuchen, uns an der Schönheit der vergangenen Zeit zu erfreuen, müssen wir uns doch im Klaren darüber sein, dass wir uns *außerhalb* unseres eigentlichen wirklichen Lebens bewegen. Unser wirkliches Leben findet ausschließlich in der Gegenwart statt. Das haben wir bereits gelernt. Die innere Anbetung der Vergangenheit bindet eine Menge Energie unserer begrenzten seelischen Kraft. Sie verbraucht aber nicht nur unsere innere Energie, sondern hindert uns darüber hinaus daran, aus unserer eigentlichen Trauer herauszufinden. Sie verankert unser Leben an einem Bahnsteig, an dem nie wieder ein Zug abfahren wird. Um dieser Gefahr zu entgehen, ist es wichtig, die *Realitäten* in unserem Leben anzuerkennen. Das kann im Einzelfall sehr schwer und schmerzlich sein, aber es gibt m.E. keine wirkliche Alternative zu einer realistischen Betrachtungsweise unserer eigenen gegenwärtigen Lebenssituation. Je eher wir hiermit anfangen, desto besser für uns.

Über diese Herausforderung, sich den realen Gegebenheiten in unserem Leben zu stellen, wollen wir uns im nächsten Kapitel unterhalten.

✐ Eigene Notizen

Erkennen Sie die Realitäten in Ihrem Leben an

Seelische Verletzungen und das Eintreffen von unerwarteten Ereignissen können in unserem Leben und in uns selbst tiefe, anhaltend schmerzende Wunden verursachen. Diese Wunden können so bedeutsam und nachhaltig sein, dass wir mit der Aufarbeitung der entstandenen Verletzungen Monate, ja zum Teil sogar jahrelang beschäftigt sind. Bei besonders tiefen Verletzungen, also solchen, wie bei seelischen Traumata, kann die Auseinandersetzung mit dem Erlebten ein Leben lang andauern.
Doch unabhängig davon, wie sehr uns ein Trauma innerlich verletzt und gleichgültig wieviel Kraft uns die tägliche Auseinandersetzung hiermit auch kosten mag, alle Mühen und Leiden unserer Seele wären im Wesentlichen vergeblich, wenn wir nicht einen wichtigen Grundsatz in unserem Fühlen und Denken von vornherein berücksichtigen würden. Dieser Grundsatz lautet: *Erkenne die wahren Gegebenheiten in Deinem Leben und versuche, diese als Realität Deines Lebens anzunehmen!*
Dieser Grundsatz klingt sehr einfach, fast banal. Trotzdem kann es überaus schwer sein, die Realität anzuerkennen und anzunehmen. Wie oft bin ich nicht in meinem Beruf als Arzt unfreiwilliger Zeuge der verschiedensten großen und

kleinen Lebenskatastrophen geworden! Ich denke in diesem Zusammenhang z. B. an den Fall einer sehr sympathischen Bäuerin, die beim Anheben eines schweren Steines in ihrem Garten einen akuten Bandscheibenvorfall erlitt. Da die medikamentöse Therapie keinen Erfolg zeigte, musste sie schließlich in einer Spezialklinik operiert werden. Doch der erhoffte Erfolg der Operation blieb aus. Die Patientin hatte nach dem Eingriff kein Gefühl mehr in den Beinen und konnte diese nicht mehr bewegen. Trotz aller Bemühungen der Krankengymnasten änderte sich der Zustand nur unwesentlich, so dass die Bäuerin am Ende die harte Realität annehmen musste, ab sofort einen Teil ihres weiteren Lebens im Rollstuhl verbringen zu müssen.

Ein weiteres Beispiel: Ein junger Mann erhielt nach einer zehnjährigen engen Partnerschaft unmittelbar vor der geplanten Hochzeit von seiner Verlobten die Mitteilung, dass sie einen anderen Mann kennen gelernt habe und gedenke, ab sofort mit diesem ihr weiteres Leben zu verbringen.

Eine Welt, die langsam gewachsen war, stürzte plötzlich unaufhaltsam in sich zusammen. Hoffnungen und Wünsche wurden über Nacht begraben.

Beim Eintreffen von Ereignissen solch' gewaltigen Ausmaßes wie in den beiden geschilderten Fällen, bleiben uns nach der Erholung von der Schockphase im Wesentlichen zwei Reaktionsmuster, um auf diese zu reagieren: Zum einen können wir versuchen, die Realität anzunehmen und unser Leben nach dieser *neu auszurichten,* und zum anderen können wir versuchen, unseren tief empfundenen Schmerz durch die Flucht in eine gedankliche Scheinwelt und in die Welt der Hoffnungen kurzfristig erträglicher zu gestalten. Doch welcher der beiden genannten Wege ist der richtige? Die Antwort ist ebenso einfach wie eindeutig.

So schmerzlich die Gegebenheiten in den genannten beiden Beispielen auch sein mögen, sie zeigen klar, dass eigentlich nur das Anerkennen der Realität einen Neuanfang in einem sicherlich veränderten Leben ermöglicht. Nur das Annehmen der Realität zeigt uns Wege für eine glaubwürdige Neuausrichtung unseres Lebens. Nur sie führt uns zu wichtigen Überlebensstrategien, damit wir auf die Herausforderungen, die uns in unserem neuen Lebensabschnitt begegnen, sinnvoll reagieren können. Stellen wir uns nicht der Realität und den damit verbundenen Gegebenheiten, so laufen wir Gefahr, uns in eine Scheinwelt zu begeben. Diese mag zwar auf den ersten Blick hin weniger bedrohlich auf uns wirken und zeitweise auch ein Stück unseres seelischen Leidensdruckes von uns nehmen, jedoch die Realität an sich wird sich dadurch *nicht* verändern. Es macht also wenig Sinn, sich wie die drei Affen zu verhalten, die Augen zu schließen, sich die Ohren zuzuhalten und in Schweigen zu verfallen. Das alles wird die Realität wenig beeindrucken. Im Gegenteil! Sie wird für uns umso härter und unerträglicher werden, je weiter wir uns von ihr entfernen. Es ist also wenig hilfreich, sich sein Leben schön zu färben und zu reden. Die Realität erkennt die unechten Farben und löscht sie einfach aus.

Natürlich hätte die Bäuerin, um auf unser Beispiel zurückzukommen, anhaltend darauf hoffen können, dass sich der gewünschte Erfolg spätestens nach einer weiteren Bandscheiben-Operation einstellen würde. Natürlich hätte sich der junge Mann in unserem anderen Beispiel der verlockenden Hoffnung hingeben können, dass seine Verlobte bald schon reumütig zu ihm zurückkehren würde. In beiden Beispielen hätte dieses ein Abgleiten in die Scheinwelt des Wunschdenkens bedeutet. Dieses Wunschdenken gibt zunächst einmal Hoffnung und Befreiung von der Gewalt eines akuten Leidensdruckes. Es hindert uns aber auf der anderen Seite daran, die Realität als unumstößliche Gegebenheit anzuerkennen, und es hindert uns daran zu versuchen, diese inhaltlich anzunehmen. Ein Mensch, der sich in einer Scheinwelt vergräbt, nimmt sich die Chance, *aktiv* zu handeln.

Aktives Handeln bedeutet, seinem Leben noch einmal unter veränderten Bedingungen eine selbst bestimmte *neue* Richtung zu verleihen. Wer diese Chance des aktiven Handelns nicht ergreift, läuft Gefahr, die Identität seines Lebens und die damit verbundene Einmaligkeit zu verlieren. Das Leben eines solchen Menschen bekommt somit sehr rasch den Stempel der Beliebigkeit aufgedrückt, da es mehr von den Kräften der Umgebung gesteuert wird als von dem autonomen Willen seines Inhabers. Das aber dürfte gerade in der Neuorientierungsphase ein Fehler sein. Wenn wir schon unser Leben durch den Eintritt eines unerwarteten Ereignisses neu ausrichten müssen, dann sollte dies ein Neuanfang unter unserer *eigenen Regie* sein. Unerträglich ist ein Neubeginn unter fremder Federführung, denn der Eingriff des traumatischen Ereignisses in unser Leben bedeutete bereits eine nicht unerhebliche Fremdbestimmung. Ein Fehlen der Anerkennung der Realität hat aber noch einen zweiten wichtigen Aspekt zur Folge:

Gerne wird ein solches Verhalten mit den Gedanken des »Was wäre, wenn …« verbunden. Ein solches Gedankenspiel führt zu einem Verweilen in einer virtuellen Welt gleichsam wie bei einem Computerspiel. So kann es zu stundenlangen unfruchtbaren Grübeleien kommen, die das Geschehene von allen nur möglichen Gesichtspunkten her beleuchten. Was wäre wohl geschehen, wenn die Bäuerin anstatt in den Garten, in den Stall gegangen wäre und dort die Kühe gemolken hätte? Oder was wäre wohl mit dem jungen Mann passiert, wenn seine Verlobte nicht den neuen Partner kennen gelernt hätte?

Alles Grübeln, Drehen und Wenden der Ereignisse von jedem nur denkbaren Standpunkt aus kostet nicht nur Zeit, sondern vor allem sehr viel emotionale Kraft. Immer wieder wird das Erlebte durchlitten. Immer wieder tut es weh, und immer wieder ist das Ergebnis letztendlich das gleiche: Der Bandscheibenvorfall ist da, und die Verlobte ist für immer verschwunden. Das ganze »Was wäre wenn«-Denken hat uns keinen einzigen Schritt voran gebracht. Eigentlich ist das nicht verwunderlich. Es konnte uns nicht weiter bringen, weil dieses Denken unzulässigerweise versucht, der Realität ein für uns angenehmeres Aussehen zu verleihen. Doch das kann nicht gelingen. Warum nicht? Weil die Realität *unbestechlich* ist. Es ist daher sinnvoller, das Geschehene tapfer als unzerstörbare Wahrheit anzunehmen und zu versuchen, mit dieser leben zu lernen. Dazu gehört auch sich vor überzogenem Wunschdenken zu trennen.

Je eher Sie bereit sind zu akzeptieren, dass es Menschen gibt, die z.B. eine langjährige Partnerschaft wegen eines vermeintlich besseren Partners beenden, desto eher sind Sie in der Realität angekommen. Auf dieser Ebene erhalten wir die Chance der nüchternen analytischen Betrachtungsweise unseres Lebens. Wir können unser Leben sozusagen *ungeschminkt* ansehen. Diesen Anblick zu ertragen kann überaus bedrückend, ja manchmal sogar fast unerträglich sein. Gerade in diesen Momenten ist es schwer, der Verlockung der gedanklichen Flucht und dem Ideenspiel träumerischer Schönfärberei zu widerstehen. Aber wir haben bereits gesehen, dass nur die ungeschminkte Realität unserer Lebenswahrheit entspricht, und dieser müssen wir uns, so schwer es uns auch fallen mag, stellen. Was im Großen gilt, sollte auch im Kleinen gelten. Hüten wir uns z. B. davor, andere Menschen oder auch Dinge unbotmäßig in ihrem Wert zu überhöhen oder sogar zu einer anbetungswürdigen Lichtgestalt zu erheben. So sehr Sie einen bestimmten Menschen auch lieben mögen, eine solche Überhöhung hat *keiner* verdient. Sie entspricht nicht der Realität. Wir alle wissen doch, dass wir neben unseren Vorteilen auch mit manchen Fehlern behaftet sind. Daher wird diese Überhöhung neben ihrer zunächst schmeichelnden Eigenschaft auf Dauer als *unecht und unwahr* von dem »Beschenkten« empfunden. Eine dauerhafte Überhöhung eines Menschen passt nicht zu einer aufrechten tragfähigen Partnerschaft. Sie wirkt dann nicht nur unrealistisch, sie ist es auch.

Manchmal ist ein Ereignis so schwer und gewaltig, dass wir die Realität nicht auf einmal im Ganzen umsetzen oder ertragen können. Ich denke da z. B. an traumatische Erlebnisse wie den Verlust eines Kindes oder an plötzlich eintretende unvorhersehbare Dinge wie Unfallereignisse oder ähnliches. In solchen Fällen bedarf es einer vorsichtigen schrittweisen Annäherung an das Geschehene. Die eigentliche inhaltliche Annahme des Ereignisses kann erst sehr viel später erfolgen. Ein wichtiger Trost bleibt uns am Ende aber doch erhalten: Die Hoffnung, dass sich durch die Änderung unserer bisherigen Lebensumstände doch noch etwas großartig Neues aus unserem Leben herauskristallisiert, sollte uns bei der Überwindung aller Schwierigkeiten nie verlassen. Ein bedeutendes Ereignis kann unser Leben von einem Moment zum anderen vollkommen verändern. Hierdurch ändert sich auch die Realität in unserem Leben. Wer diese neue Realität nicht als persönlichen Angriff, sondern als *Herausforderung* begreift, hat einen Teil des neuen Weges in seinem veränderten Leben bereits gefunden.

✐ Eigene Notizen

Über das Recht, auch falsche Wege zu gehen

Wir alle sind in unserem Leben redlich darum bemüht, beim Erreichen unserer Ziele, möglichst einen geradlinigen Weg zu verfolgen. Am liebsten ist uns der Weg, der uns unmittelbar zu unserem anvisierten Ziel führt.
Aber so sehr wir uns auch um einen direkten Weg bemühen mögen, immer wieder machen wir die Erfahrung, dass wir manchmal auch *Umwege* gehen müssen. Moderne Technik wie Navigationssysteme ermöglichen uns in unserem Automobil die kürzeste Wegstrecke zwischen zwei Punkten zu finden. Diese Technik ist jedoch für das Auffinden der für unser Leben wichtigen Wege leider vollkommen ungeeignet. Im wahren Leben gleicht das Finden unseres Weges nicht selten einer Irrfahrt wie durch eine uns unbekannte Stadt. Stellen Sie sich folgende Szene vor: Ein Taxifahrer setzt Sie ohne die geringsten Ortskenntnisse in einer Großstadt wie Köln aus. Der Fahrer macht Ihnen vielleicht noch einige ungenaue Angaben wie Sie Ihr Ziel, z. B. den Kölner Dom, erreichen können. Doch schon nach wenigen Straßenzügen haben Sie die Anweisungen vergessen und die Orientierung nahezu vollständig verloren. Somit bleibt Ihnen nichts anderes übrig, als selbst Ausschau nach den Türmen des Domes zu halten oder

Passanten nach dem Weg zu fragen. Dabei merken Sie, dass Sie der eine Weggenosse in diese und ein anderer Sie in eine vollkommen andere Richtung schickt. Ihr Ziel erreichen Sie daher erst auf einigen Umwegen und mit einiger Verspätung. Sie können jetzt verärgert sein über diejenigen, die Sie nicht auf dem kürzesten Weg zum Dom geschickt haben. Aber wenn Sie es sich recht überlegen, merken Sie, dass Sie dann die schöne Kölner Altstadt nicht kennen gelernt hätten, und dass Sie dann auch nicht das nette Lokal mit der reizenden Bedienung wahrgenommen hätten. Sie sind also keineswegs verärgert, sondern nehmen die unverhofft angetroffenen Menschen und Zwischenstationen als eine willkommene Bereicherung Ihres Tagesausfluges. Etwa ebenso wie in dem genannten Beispiel verhält es sich in unserem Leben. Was wäre unser Leben doch langweilig und eintönig, wenn wir unsere Vorhaben stets unmittelbar auf dem direkten Wege erreichen würden. Ein Umweg kann zwar durchaus eine Belastung sein, aber er eröffnet uns die Chance, Neues und Unerwartetes kennen zu lernen. An diesen unerwarteten Erlebnissen haben wir die Möglichkeit, uns neu zu orientieren und auszurichten. Wir erhalten neue Denkanstöße und neue Handlungsimpulse für unser Leben. Auf diese Weise können Umwege unser Leben nachhaltig bereichern. Zudem lernen wir die *Vielfalt* unseres Daseins besser kennen. Je mehr wir diese Weite erkennen und in unseren Erfahrungsschatz mit einbauen, desto glaubwürdiger und gangbarer wird unser eigener Weg. Aus diesem Blickwinkel heraus betrachtet, ist das Beschreiten eines vermeintlich falschen Weges kein Verlust mehr für uns, sondern auf Dauer gesehen eine willkommene Abwechslung und manchmal sogar eine echte Bereicherung unseres

Lebensweges. Das häufig gebrauchte Argument, wir würden dabei Zeit verlieren oder sogar vergeuden, ist in sich wenig schlüssig. Warum? Ganz einfach: Unsere Lebenszeit ist durch unsere Geburt und durch unseren Tod zweifelsfrei festgelegt. Unser Leben wird nicht einen einzigen Tag länger dadurch andauern, dass wir uns bemühen, nur auf vermeintlich »richtigen« Wegen zu gehen. Unser Leben wird sich durch ein solches Verhalten vielmehr als deutlich ärmer und weniger facettenreich erweisen. Das ist wie eine Wiese, auf der nur grünes Gras wächst. Was ist doch im Vergleich dazu eine Frühlingswiese, auf der viele unterschiedliche Blumen wild durcheinander blühen, eine erfreuliche Abwechslung. Wie anders als durch Umwege sollten wir die wahre Tiefe unseres menschlichen Daseins erfassen können? Wie sollten wir je in unserem Leben die echten Tiefpunkte als wichtige Kontrapunkte zu unseren Höhenflügen erleben und erfahren können, wenn wir nicht auch falsche Wege in unserem Leben zulassen? Hierdurch erfahren wir doch erst die *komplette Spannweite* unseres Lebens. Um es ganz klar in einem Satz zu sagen: Wir müssen in unserem Leben falsche Wege gehen, um die für uns richtigen besser zu erkennen. Aus diesem Grund haben wir alle das Recht dazu, für einen begrenzten Zeitraum falsche Wege zu gehen. Ganz überspitzt könnte man sagen: »Es gibt eigentlich überhaupt keine wirklich falschen Wege, denn irgendwann führt jeder noch so falsche Weg uns auf den richtigen Weg unseres Lebens zurück. Das kann dann im Extremfall das Auffinden der Stadt Köln über den Umweg Hamburg oder München sein. Das ist sicherlich eine extreme Sichtweise der Dinge, aber gerade wegen der Übertreibung einprägsam.
Wenn wir die Wichtigkeit der falschen Wege verstanden

haben, sollte uns die Angst davor, solche zu beschreiten, nicht mehr weiter beschäftigen.
Dieses vor allem, weil wir verstanden haben, dass auch vermeintlich falsche Wege mit dazu beitragen, uns selbst und unseren Lebensweg zu finden.
Wirklich fehlerhaft handelt nur der, der trotz besserer Erkenntnis auf einem eingeschlagenen falschen Weg *anhaltend* verweilt. Wenn Sie z. B. das Zigarettenrauchen als falsch für sich erkannt haben und trotzdem weiter rauchen, sind Sie auf einem wirklich falschen Weg. Solches Verhalten führt neben der körperlichen Schädigung auf Dauer zu innerer Frustration. Ebenso verhält es sich mit übermäßigem Alkoholgenuss oder auch bei einem zu langen Verweilen in einer sich nicht erfüllenden Partnerschaft. Hier enden die Wege fast immer in einer Sackgasse. Sackgassen aber sind die wirklichen Irrwege in unserem Leben. Wir sollten diese daher tunlichst meiden, und wenn wir in sie geraten sind, sollten wir möglichst rasch umkehren, denn in Sackgassen fehlt die wichtige Chance auf kontinuierliche Weiterentwicklung unseres Lebensweges. Diese Chance zur persönlichen Entfaltung und Selbstfindung ist aber überaus wichtig für uns, denn nur auf diesem Wege können wir ungeachtet aller uns täglich drangsalierenden Probleme zu dem Menschen reifen, der wir zuletzt sind. Aber nicht nur diese natürliche persönliche Weiterentwicklung kann zur Schärfung unserer Persönlichkeit beitragen. Ebenso können auch durch unerwartete Ereignisse herbeigeführte Veränderungen Chancen für das eigene Wachstum sein. So kann z. B. auch ein erlittenes seelisches Trauma neben der belastenden Komponente tief in sich den Keimling der persönlichen Weiterentwicklung tragen. Im akuten Traumastadium merkt der

betroffene Mensch diese langsame Entwicklung kaum, weil dieser heilende Sonnenstrahl durch die Gewalt des Ereignisses überlagert wird. Ich hoffe aber sehr darauf, dass Sie eines Tages mir zustimmen werden wenn ich sage, dass manche Veränderung im Leben auch eine Chance des Lebens sein kann.

✏ Eigene Notizen

Veränderungen können Chancen des Lebens sein

Wenn wir in unserem Leben erst einmal einen Weg gefunden haben, der uns persönlich zufrieden stellt, weil wir ihn als den *richtigen* Weg für uns erkannt haben, dann sind wir bemüht, diese gefundene Konstellation möglichst lange aufrechtzuerhalten. Wir freuen uns an unserem Leben und genießen es. Wir glauben, die Welt in unseren Händen zu halten und wünschen keinerlei nachhaltige Veränderung. Wir alle kennen den Werbespruch: »Ich will so bleiben wie ich bin.« Dieser Wunsch nach *Konstanz* ist überaus verständlich. In den von uns ausgewählten Lebensbereichen fühlen wir uns zumeist geborgen und verstanden. Wir kennen unsere Wege und fühlen uns sicher. Wir wissen, wohin die Pfade uns führen, und wir spüren, wo Gefahren auf uns lauern. Unser Leben gleicht sozusagen einem Heimspiel.

Doch so sehr wir uns um Konstanz bemühen und das Fortbestehen des aktuellen Zustandes auch wünschen mögen, müssen wir manchmal schmerzlich erkennen, dass Leben auch *Veränderung* bedeuten kann. Das ist für uns eigentlich nichts Ungewöhnliches, denn auch wir unterliegen einer kontinuierlichen Veränderung. Sehen Sie sich bitte einmal Fotos von vor zehn oder zwanzig Jahren an.

Sehen Sie, wie Sie sich verändert haben? Sie sind vielleicht ein wenig fülliger geworden. Zudem scheinen Ihre Haare mit der Zeit etwas lichter und grauer geworden zu sein. Auch Ihre Gesichtszüge haben sich verändert. Sie sind reifer geworden. Aber nicht nur unser *Äußeres* hat sich in dieser Zeit verändert. Neben der optischen Veränderung hat, ohne dass wir es selbst bemerkt haben, teilweise auch eine *innere* Veränderung stattgefunden. Das bedeutet, dass sich unsere Einstellungen und unsere Meinungen zu bestimmten Themen und Personen geändert haben können. Menschen, die wir früher sehr verehrten, haben zum Teil an Bedeutung verloren. Wir haben erkannt, dass sie doch nicht dauerhaft zu uns passen und dass sie keine anhaltende Bereicherung für unser Leben darstellen. Oder ein anderes Beispiel: Ist in der Jugendzeit und im Alter des frühen Erwachsenseins das äußere Erscheinungsbild von übergeordneter Bedeutung, so merken wir mit zunehmender Lebenserfahrung, dass andere Dinge für uns wichtiger geworden sind. Unser Wertemaßstab hat sich teilweise verändert.

Neben der *natürlichen* Wandlung unseres Aussehens und unserer Ansichten, gibt es aber noch eine zweite wichtige Form der Lebensveränderung. Dies ist die *unvorhersehbare* Veränderung. Bei dieser handelt es sich um plötzlich auftretende einschneidende Lebensereignisse. Diese Ereignisse können so nachhaltig sein, dass wir gezwungen sind, unser Leben auf einmal vollkommen neu auszurichten und zu planen. Wir müssen sozusagen umdisponieren. Das können erfreuliche Dinge wie ein Lotteriegewinn oder ein neuer Arbeitsplatz mit besseren Verdienstmöglichkeiten sein. Leider beinhalten Veränderungen im Leben aber nicht selten auch überaus negative Dinge. Denken wir z. B.

an den Eintritt eines traumatischen Erlebnisses infolge des Todes eines langjährigen Ehepartners oder an den Eintritt einer schwerwiegenden Erkrankung wie z. B. Krebs oder Querschnittslähmung. Auf einmal merken wir, dass sich unser Leben vollkommen anders entwickelt als wir es doch eigentlich geplant hatten. Unser Leben scheint an unserem eigenen Willen ungefragt vorbei zu driften. Das ist so, als wenn unser Auto auf einmal nicht mehr auf unsere Lenkbefehle reagieren würde. Wir haben die Kontrolle über das Auto verloren. Wir sind vollkommen irritiert, ja schockiert. Bisher hatte unser Leben zumeist das gemacht, was *wir* wollten, doch jetzt scheint das Leben auf einmal mit uns zu machen, was *es* will. Unser Leben zwingt uns eine unerwartete Veränderung auf. Wir wollen diese Veränderung nicht. *Aber sie ist da!* Die Gegebenheiten zwingen uns dazu, unser Leben neu auszurichten. Das kann überaus bedrückend sein. Denken wir an den Anblick des zweiten leeren Bettes, das im Schlafzimmer doch immer mit der uns vertrauten Person belegt war, und plötzlich steht dieses unbenutzt neben uns. Es ist wie ein tägliches vor Augen geführt zu bekommen, dass eine schwerwiegende Veränderung in unserem Leben stattgefunden hat. Aus der Psychologie wissen wir, dass wir dem, was *neu* ist, im persönlichen Bereich erst einmal mit Skepsis begegnen.

Ein neues Shampoo für die Haare mit angeblich besseren Produkteigenschaften probieren wir gerne aus. An unseren bekannten Lebenspfaden indes halten wir lieber unverändert fest. Den meisten Veränderungen stehen wir in diesem Bereich eher ablehnend gegenüber. Warum sollten wir auch etwas verändern, wenn sich unser bisheriges Leben doch als schön und lebenswert erwiesen hat?

Einige Menschen, die sich einer unerwarteten Veränderung in ihrem Leben ausgesetzt sehen, versuchen sich durch das Element des *Selbstmitleids* der Schwere des Ereignisses und der Nachhaltigkeit der Veränderung zu entziehen. Doch dies ist genau der falsche Weg. Selbstmitleid ist zwar nach außen hin ein sanftes Ruhekissen. Man kann sich hierin so herrlich vergraben und über das böse Leben da draußen schimpfen, das einen ungerechtfertigt so schlecht behandelt. Selbstmitleid ist deswegen für uns gefährlich, weil es unsere eigentliche Aktivität lähmt. Das ist wie bei dem erfolglosen Versuch, an Gewicht abzunehmen. Vor lauter Selbstmitleid über unser zu hohes Körpergewicht gönnen wir uns gleich eine Extraportion Nougatschnecken. Den Satz: »Ich würde ja eigentlich gerne ..., aber ...«, sollten Sie möglichst rasch aus Ihrem Vokabular streichen. Das Glück hat bekanntlich keinen Fahrstuhl. Manchmal muss man schon die Treppe nehmen. Also Schluss mit dem Selbstmitleid! Sie haben nur dieses **eine** Leben. Sie müssen daher, ob Sie wollen oder nicht, mit diesem einen Leben, IHREM Leben, zurecht kommen. Sie müssen lernen, Ihr Leben nach einem erlittenen Trauma *neu* einzurichten. Ich weiß, dass das schwer ist. Manchmal scheint es sogar fast unmöglich zu sein. Wenn Sie glauben, Sie schaffen das nicht, sollten Sie es wenigstens versuchen und einiges neu ausprobieren. Gerade in dem Augenblick, wo sich unser Leben grundlegend verändert hat, ist nicht duldsame Passivität, sondern behutsame *Aktivität* gefragt. Wir müssen uns, egal wie schwer das im Einzelfall auch sein mag, der Realität der Veränderung stellen. Es liegt allein an uns, aus der Chance der Veränderung etwas zu machen. Unser Leben wird zwar niemals mehr so werden wie zuvor. Es wird sich verändern, aber genau darin liegt nicht nur etwas Schreckliches, sondern auch eine großartige *Chance*. Wir können uns selbst und andere Menschen neu erfahren. Wir lernen neue Dinge, neue Menschen, neue Gewohnheiten kennen. Ebenso können wir neue Gefühle wie Einsamkeit, Verlassensein aber auch Gefühle wie Glauben, Zuversicht, Hoffnung und Dankbarkeit kennen lernen. Hierdurch weitet sich unser innerer Horizont. Wir verlassen *alte ausgetretene Pfade* und bemerken, dass unser Leben nicht eindimensional, sondern mehrdimensional ist. Es gibt nicht nur einen einzigen Zeitabschnitt in unserem Leben. Ganz allmählich fangen wir an zu begreifen, dass das einzig Beständige der permanente Wandel ist. Doch trotz allen Schmerzes und aller Trauer, die eine Veränderung mit sich bringen kann, können wir manchmal nach dem Durchstehen des Leids die Erfahrung machen, dass unser Leben eine *neue Weite, eine neue Dimension* erfahren hat. Der Beginn einer Veränderung ist zumeist schmerzhaft. Die ersten Schritte in unserem veränderten neuen Leben sind zunächst noch zaghaft und unbeholfen. Die Frage, wohin uns der neue Weg wohl führen mag, steht allgegenwärtig ängstlich im Raum. Veränderungen in unserem Leben benötigen nicht nur kurze Momente, sondern sie benötigen zumeist lange Zeitspannen zum Reifen. Erst am Ende dieser Zeiträume kann man wirklich ermessen, was eine eingetretene Veränderung für unser Leben wirklich bedeutet. Lassen wir die Chancen, die in Veränderungen ruhen können, nicht ungenutzt verstreichen. Je mehr wir einer Veränderung in unserem Leben unsere eigenen Impulse und unser eigenes persönliches Profil verleihen, desto mehr wird das veränderte Leben unseren eigenen Vorstellungen entsprechen. Sind wir bei der Umgestaltung unseres Lebens *aktiv* mit dabei, ist die Chance groß, dass sich die Veränderung auf Dauer nicht gegen uns richtet, und dass unser neues Leben unserem Wesen, unseren eigenen Vorstellungen und Wünschen möglichst weitgehend entspricht.

✐ Eigene Notizen

Über die Bedeutung des Verzeihens

Wenn uns ein Mensch seelisch verletzt hat, dann sitzt diese Erfahrung wie ein unsichtbarer Stachel tief in unserem Innersten. Obwohl wir nach außen hin bemüht sind, den Schmerz der Verletzung vor anderen Menschen zu verbergen, spüren diese, vor allem, wenn sie uns nahe stehen, die eingetretene emotionale Veränderung. Sie bemerken, dass wir nicht mehr so sind wie früher. Unser Lachen ist auf einmal nicht mehr so spontan. Die nach außen demonstrierte Heiterkeit wirkt aufgesetzt. Mit einem Wort, sie ahnen, dass wir einen Teil unserer inneren Stabilität und unserer Souveränität verloren haben. Waren wir zuvor mit uns und unserem Leben weitgehend im Reinen, so verhindert auf einmal die Schwere des erlittenen Ereignisses die normale Schwingungsfähigkeit unserer Seele. Wir sind im wahrsten Sinne des Wortes zutiefst getroffen und verunsichert. Das ist ähnlich wie bei einer großen Wanduhr, bei der man das schlagende Pendel einfach anhält. Das Ticken der Uhr verstummt. Das Leben des Räderwegs der Uhr erlischt. Es ist auf einmal still im Raum. Die Bewegung ist der Starre gewichen. Ähnlich verhält sich auch unsere Seele. Wir kennen das aus zahlreichen Spielfilmen: Die Familienmitglieder des Baron »A« sprechen schon seit mehreren Generationen nicht mehr mit den im benachbarten Schloss wohnenden Angehörigen des Lord »B«. Tiefe Feindschaft herrscht zwischen den beiden Familien. Eigentlich weiß keiner der jungen Generation mehr so recht, worum es in diesem Streit eigentlich geht, aber irgendeine alte Familienfede hält die Feindschaft der Parteien aufrecht. Keiner scheint bereit, auf den anderen zuzugehen oder dem anderen zu verzeihen bis zu dem Tag, an dem zwei junge Menschen der Familien sich plötzlich ineinander verlieben und die Ketten des alten Zerwürfnisses sprengen. Doch bevor sich dieses Happy End andeutet, werden die Zuschauer zumeist Zeugen der merkwürdigsten Handlungen der beiden alten Adelsleute. Baron »A« und Lord »B« lassen tatsächlich keine Gelegenheit verstreichen, sich ihrer gegenseitigen Missachtung zu versichern. Während der eine bei der Jagd den Nachbarhund »versehentlich« erschießt, leitet der andere das Wasser aus seinem Schlossgraben um, mit dem Ziel, die Gärten des Nachbarschlosses auszutrocknen. Die Zuschauer sind erstaunt über den Ideenreichtum der beiden Kontrahenten. Vor allem aber ist erschreckend, wie viel *negative Energie* die Kampfhähne bei ihren gegenseitigen Störaktionen entwickeln. Je mehr sie ihr unheilvolles Spiel miteinander treiben, desto mehr fragt sich der Zuschauer, ob es nicht deutlich sinnvoller wäre, den eskalierenden Streit endlich zu beenden. Die Frage nach dem *Verzeihen* drängt sich immer stärker in den Vordergrund. Dabei kann es durchaus anhaltende Probleme und innere Widerstände geben. Vergebung zu gewähren ist selten einfach. Vielen Menschen fällt es angesichts des zugefügten Leids sogar unendlich schwer zu verzeihen. Sie nehmen die Tatsache des Nichtvergebens als ausgleichende Gerechtigkeit für das zugefügte Leid frei nach dem Motto: »Du hast mir das angetan, und ich bestrafe Dich jetzt damit, dass ich Dir dieses Verhalten *niemals* verzeihe«. Diese Einstellung ist weit verbreitet. Sie beinhaltet einen vermeintlichen Ausgleich zum erfahrenen Leid. So verständlich diese Haltung auf den ersten Blick zunächst auch sein mag, dürfen wir nicht übersehen, dass diese Einstellung einer *Fixierung* einer negativen inneren Energie gleichkommt. Nach einiger Zeit ist unsere Seele dabei so weit aufgeladen, dass die negative Energie in unser Innerstes eingebrannt ist. Damit ist die Sache aber keineswegs für uns ausgestanden. Ab diesem Moment bedarf es nämlich einer weiteren permanenten Kraftanstrengung, diesen Prozess in uns wach zu halten. Das heißt, es kostet uns Kraft, das negative Denken aufrecht zu erhalten und die daraus sich ergebenden Konflikte immer wieder neu auszutragen und zu verarbeiten. Spätestens jetzt wird deutlich, wie wichtig ein Einlenken für unser eigenes seelisches Wohlbefinden sein kann. Wer nicht verzeiht, hält eine negative Energie künstlich in sich wach. Das Aufrechterhalten und das Aushalten dieses Zustandes kann, wie wir gesehen haben, eine große innere Kraftanstrengung bedeuten. Wer nicht verzeiht, kann selbst Opfer seiner aufgestauten Energie werden. Ein solcher Mensch schlägt sich selbst an das Kreuz, an das er eigentlich seinen Widersacher nageln wollte. Ohne Vergebung ist die Seele eingemauert wie in einem dunklen Verlies.

Sie gleicht einem Vogel, der in seinem Käfig gefangen gehalten wird.

Da das ungehinderte Schwingen der Seele um ihre natürliche Mittellage behindert wird, kann diese sich nicht mehr frei entfalten. Unser Gesichtsfeld verengt sich und lässt keine Möglichkeit mehr zu klarem Denken und unbehindertem Fühlen zu. Das ist der Grund dafür, dass es in diesem Zustand der *blockierten Emotionen* nur weniger Dinge bedarf, um uns zu überzogenen Handlungen zu verleiten. Wir kennen das aus den Spielfilmen: Kaum sieht Baron »A« die Kutsche von Lord »B« hat er den Finger am Abzug seines Gewehres. Auf diese Weise verlieren wir leicht den Souveränitätsanspruch über unser Leben. Ein solcher Mensch stutzt seiner Seele selbst die Flügel. Er nimmt ihr und sich selbst die Luft zum freien Atmen und vergibt somit achtlos die Möglichkeit, sein Innerstes neu erblühen und wachsen zu lassen. Das ist ähnlich so, als wenn man einer Pflanze das natürliche Sonnenlicht nehmen würde. Eine solche Pflanze hat keine Möglichkeit, sich zu entfalten. Sie wird auf Dauer zugrunde gehen.

Zu vergeben bedeutet nicht, begangenes Unrecht in Recht zu verwandeln.

Es bedeutet nicht, uns zugefügtes seelisches Leid nur um des lieben Friedens Willen zu akzeptieren. Es bedeutet vielmehr, in uns selbst ein Licht anzuzünden, indem wir versuchen, hinderliche seelische Fesseln abzulegen und den Panzer um uns herum zu sprengen. Vergebung bedeutet vielmehr, sich über verkrustete Denkschemata wie »Täter« und »Opfer«, »Vergeltung« und »Rache« hinwegzusetzen und somit gleichsam *positive* Energie in ein verletzendes Geschehen zu geben. Wenn sich unsere Seele nicht mehr ausschließlich mit dem belastenden Ereignis beschäftigen muss, erhält sie neue *Freiräume*. Wir können langsam loslassen. Auf diese Weise wird das Pendel unserer Seele nicht mehr länger angehalten. Wir geben ihr also wieder die Bewegungsfreiheit, die sie dringend braucht. Wer diese Erfahrung machen darf, begreift rasch, dass das

Verzeihen begangener Schuld ein wichtiger Grundstein zum *eigenen Wohlbefinden* ist.

Wer es nicht schafft, *aktiv* zu vergeben, indem er auf einen anderen Menschen zugeht, ihm die Hand reicht und ihm in einem Gespräch mitteilt, dass er das erfahrene Unrecht vergeben hat, der sollte zumindest *passiv* seinem Schuldiger vergeben. Passiv vergeben bedeutet, dass ein Mensch beschließt, einen bestehenden Konflikt zu beenden, *ohne* dies seinem Kontrahenten direkt mitzuteilen. Der Vorteil des passiven Vergebens ist die Anonymität der Handlung. Sie wird nur uns selbst bekannt. Der Nachteil jedoch ist, dass man sich selbst der möglichen Freude beraubt, die diese Botschaft bei einem anderen Menschen auslösen kann. Es ist durchaus möglich, dass der andere Mensch an dem Konflikt genauso schwer leidet wie wir selbst. Aber auch für den Fall, dass dies nicht so ist, haben Sie durch Ihre Vergebung sich selbst ein Stück seelischer Souveränität zurückerobert. Um einer erneuten Verletzung zu entgehen, sollten wir uns aber auch mit dem Gedanken vertraut machen, dass manchem Menschen unsere Vergebung vollkommen gleichgültig ist. Vielleicht nimmt er unseren Vorstoß sogar zum Anlass, sich über uns lustig zu machen. Ja, auch das ist möglich. Gerade für diesen Fall sollten wir uns klar vor Augen halten, dass wir Vergebung primär gewähren, um uns *selbst* aus der Umklammerung des erlittenen Leids zu lösen. Wir unternehmen diesen Schritt also auch *für uns selbst* und nicht nur für den anderen. Diese Tatsache kann uns den Schritt zur Vergebung erleichtern. Wenn es Ihnen besonders schwer fällt zu verzeihen, dann setzen Sie als kleine Hilfe für sich den Satz hinzu: »Du hast es nicht verdient, aber ich verzeihe dir trotzdem.« Wer ganz bewusst *nicht* verzeihen will oder aufgrund der Schwere des erlittenen Unrechts nicht vergeben kann, muss wissen, dass er, so sehr er sich auch bemühen mag, seine eigene seelische Gesundung gefährdet und im Extremfall sogar verhindert. So schwer im Einzelfall Vergebung auch sein mag, es ist unsere Chance mit einem Befreiungsschlag ein Stück unseres Seelenfriedens wiederzuerlangen. Wer die verloren gegangene Souveränität seines inneren Gleichgewichtes zurückgewinnen möchte, der sollte zumindest einmal über die Möglichkeit der Vergebung nachdenken. Dabei werden wir rasch begreifen, dass Verzeihen *Großmut* bedeutet. Großmut ist ein sicheres Zeichen von Stärke und Ausdruck einer inneren Souveränität. Um zu einer solchen Haltung zu gelangen, ist es wichtig, den Gedanken an Rache und Vergeltung zu unterbinden und stattdessen den Versuch zu unternehmen, Vergebung und Versöhnung aktiv zu praktizieren. Wenn dabei an die Stelle von Gewalt, Missgunst und Hass Gefühle wie Verständnis, Zuwendung und Mitgefühl treten, dann besteht die Chance, dass sich auch in uns und unserem Leben auf Dauer ein positiver Wandel vollzieht. Vergebung kann die Bremsen unserer blockierten Gefühle lösen und zu einer Befreiung von unseren Altlasten führen. Lassen wir diese Chance nicht ungenutzt verstreichen. Es kann nur zu unserem Vorteil sein.

Ebenso wie es wichtig ist, *anderen* Menschen zu vergeben, ist es bedeutsam, *sich selbst* Fehler im Leben verzeihen zu können, d.h. Nachsicht mit sich selbst zu üben. Wir alle machen Fehler, kleine und große. Manche haben geringe, andere große Auswirkungen auf unser weiteres Leben. Manche Fehler lassen sich beheben, einige wenige Fehler nicht. In diesem Zusammenhang muss ich an eine Begegnung mit einer offensichtlich an Alkoholproblemen leidenden Frau denken. Diese vertraute mir während eines Gespräches in meiner Sprechstunde an, dass sie mit neunzehn Jahren von ihren Eltern zu einem Schwangerschaftsabbruch genötigt worden war. Da die Familie in einer Kleinstadt lebte, und der Vater eine Stelle in höherer öffentlicher Position bekleidete, folgte sie den Forderungen der Eltern gegen ihren eigenen Willen. Die Abtreibung und die damit verbundenen Folgen, ließen die Patientin auf ihrem weiteren Lebensweg nicht mehr zur Ruhe kommen. Noch heute spüre sie die Missgunst und die tiefe Verachtung des Pflegepersonals und der sie behandelnden Ärzte, vertraute sie mir an. Sie fühlte sich auch noch nach dreißig Jahren »schuldig«. Sie konnte sich die damals getroffene Entscheidung nicht verzeihen. Ihr übermäßiger Alkoholkonsum war ganz offensichtlich der Versuch, die belastende Erinnerung wenigstens zeitweise erträglicher zu gestalten. Ich riet der Patientin dazu, sich selbst zu vergeben und in ihrem weiteren Leben wachsam zu sein, ob nicht ihre persönliche Erfahrung für Frauen in ähnlicher Situation hilfreich sein könnte.

Fehler können für uns dann einen Sinn ergeben, wenn wir aus ihnen *lernen*. Lernen bedeutet, neue Erkenntnisse zu sammeln. Diese können zu unserer Weiterentwicklung und zum Erkennen unseres weiteren Lebensweges beitragen. Unser eigenes Handeln *kritisch* zu bewerten kann durchaus von Vorteil für uns sein. Es bewahrt uns vor Unkorrektem, Arroganz und Selbstverliebtheit. Diese Kritik an uns selbst darf aber nicht zu einer gegen uns geführten Selbstjustiz oder in einem vorgezogenen permanenten »jüngsten Gericht« entarten. Mit Selbstzerfleischung unserer Person und Zerstörung unserer Lebensfreude ist *kei-*

nem gedient. Dieses führt auf Dauer allenfalls zu innerer Unzufriedenheit, Depression und Selbstzweifel.
Der Gedanke an Vergebung ist also überaus wichtig, nicht nur gegenüber anderen, sondern auch für uns selbst.

✏ Eigene Notizen

Über die Notwendigkeit, seinen eigenen Weg zu gehen

Eine große Herausforderung in unserem Leben besteht darin, herauszufinden, welcher von den vielen möglichen Wegen der für uns persönlich Richtige ist. Dabei stellt sich für uns ein wichtiges grundlegendes Problem: Wir überschauen unseren Lebensweg nicht unmittelbar vom Anfang bis zum Ende, sondern allenfalls bis zur nächsten Kurve. Ab hier sind wir auf unser Gespür und auf die von uns gesammelten Erfahrungen angewiesen. Erfahrungen sind gelebtes Leben. Es gibt sonst kaum geeignete Wegweiser, die uns unsere Route verlässlich anzeigen können. Zwar begegnen wir immer wieder Menschen, die uns glauben machen wollen, unsere Ziele zu kennen. Sie fordern von uns daher Gefolgschaft und strenge Unterordnung. Gerne spielen sie sich dabei zu Führungspersonen auf. Aber wie sollte ein fremder Mensch zweifelsfrei unseren Weg kennen, wenn wir ihn selber nicht exakt bestimmen können? Die Aufgabe, den richtigen Weg zu finden, ist jedem Menschen gleichermaßen gestellt. Sie erinnert in ihrer Schwierigkeit nicht selten an die Orientierung in einem Labyrinth. Jeder Mensch hat seinen eigenen Weg, und jeder Einzelne muss diesen nicht nur herausfinden, *er muss ihn auch gehen*. Es gibt Menschen, die sind bemüht, sich dieser Aufgabe dadurch zu entziehen, dass sie versuchen, sich an den Lebensweg eines anderen einfach anzuhängen. Das ist ähnlich wie bei einem Ruderboot, dass plötzlich noch ein weiteres Boot zu ziehen hat. Nicht selten begegnen wir diesem Verhalten bei Menschen mit einem gering ausgeprägten Selbstwertgefühl. Aber auch reine Bequemlichkeit kann ein Grund hierfür sein. Die Situation erinnert an ein mit zwei Personen besetztes Tandem, auf dem nur eine Person aktiv in die Pedale tritt. Für den aktiven Partner kann dieses Verhalten zunehmend zu einer Last werden und der Inaktive auf Dauer zu einer echten Belastung. Gemeinsamer Lebensweg kann also nicht passives Mitgehen bedeuten, sondern meint *aktives Mitgestalten.* Nur so hat ein gemeinsam eingeschlagener Lebensweg auch auf Dauer die Chance, der gemeinsame Weg zu bleiben.

Die Schwierigkeit, unter den vielen denkbaren Routen die für uns persönlich richtige zu finden, ist groß. Wir alle gleichen dabei suchenden Wanderern auf einem langen verschlungenen Pfad. Selten verläuft unser Leben geradlinig. Manchmal ist die vor uns liegende Strecke kurvenreich, bisweilen führt sie steil bergauf und dann wieder bergab. Der Weg ist nicht immer leicht zu begehen. Es kann sein, dass kleinere oder auch größere Hindernisse ihn blockieren. Einmal müssen wir Umwege machen oder wir drehen uns im Kreis oder gehen vielleicht sogar ein Stück zurück. Ein anderes Mal können wir den Weg nicht klar erkennen, weil uns die Sicht versperrt ist. Es ist sogar möglich, dass wir uns an mancher Kreuzung für die falsche Richtung entscheiden oder auf halber Strecke wieder umkehren müssen. Doch so groß die Beschwerden und Hindernisse auch sein mögen, diese eingeschlagene Route ist ein wichtiger Teil unseres Lebens. Auf diesem schmalen

Pfad begegnen uns Menschen, mit denen wir ein Stück gemeinsam gehen in der Hoffnung, dass sie die *gleichen* Zielsetzungen wie wir haben. Unter den uns begleitenden Personen gibt es neben zahlreichen unauffälligen Weggefährten auch solche, die uns und unserem Leben neue, z.T. entscheidende Impulse geben können. Ich denke dabei z.B. an Menschen in unserer Ausbildung. Mancher Lehrer oder manche Lehrerin wird für uns zu einer teilweisen lebenslangen Ziel – und Leitfigur. Einige wenige Menschen vermögen sogar unser Herz zu erreichen. Sie können uns so nachhaltig beeindrucken, dass wir uns an sie verschenken und uns ein Leben ohne sie nicht mehr vorstellen können. Schwierig wird es, wenn wir bemerken, dass unser Weg und der unseres Lebenspartners nicht mehr miteinander harmoniert. So kann es zu schmerzlichen Trennungen kommen. Abschied zu nehmen von einem Wegbegleiter ist, vor allem wenn er uns über einen langen Zeitraum begleitet hat, nicht selten mit großen seelischen Schmerzen verbunden. In besonders schweren Fällen kann sogar ein seelisches Trauma hieraus entstehen. Stellen Sie sich zum Beispiel folgende Situation vor: Nach vielen Jahren der gemeinsamen Wegbegleitung, überrascht Sie Ihr Lebenspartner eines Tages mit den Worten: »Ich liebe Dich nicht mehr. Ich beabsichtige, Dich zu verlassen.« Die Brisanz dieser Worte ist gewaltig, die Wirkung verheerend. Treffen sie auf einen Partner, der in Liebe mit dem anderen Menschen verbunden ist, können sie die Gewalt eines Blitzschlages haben. Alles, was Sie bisher miteinander verbunden hat, scheint mit einem Schlag vernichtet zu werden. Das Gefühl der früher vorherrschenden intimen Vertrautheit weicht einer tiefen Verunsicherung. Selbstzweifel tauchen auf. Wir können in einer

solchen Situation trotz der tiefen Verletztheit die Sprengkraft dieser Botschaft dadurch zu entschärfen versuchen, indem wir uns klar machen, was diese Worte inhaltlich wirklich bedeuten.
Der Satz, »Ich liebe Dich nicht mehr«, meint vor allem: Ich habe erkannt, dass Dein und mein Weg im Leben nicht mehr der gleiche ist. Ich muss einen *anderen* Weg gehen als Du, und daher möchte ich jetzt von Dir Abschied nehmen, und Du solltest das anerkennen und mich meinen Weg, den ich für mich als richtig erkannt habe, gehen lassen. Ich weiß, wie schwierig es ist, einen Menschen gehen zu lassen, den man liebt. Man möchte so gerne möglichst nahe bei ihm sein, und dann kommt die Aufforderung, in eine Trennung einzuwilligen. Das kann überaus belastend sein. Derjenige, der emotional zurückbleibt, leidet gewöhnlich am meisten unter einer solchen Trennung. Die aus der Beziehung ausgestiegene Person hat durch die Abkehr von dem gemeinsamen Lebensweg bereits zuvor eine Distanz ihrer Gefühle aufgebaut, so dass sie in der Regel keine übermäßigen Emotionen mehr bindet. So sehr den an der Partnerschaft weiterhin hängenden Menschen die Abkehr des anderen auch schmerzen mag, es gibt keine wirkliche Alternative zu diesem ehrlichen Bekenntnis der *veränderten* Lebenswege. Es bleibt dem in der Partnerschaft emotional verbleibenden Menschen daher kaum eine andere Wahl, als die Neuausrichtung seines Lebensgefährten zu akzeptieren. Der Schriftsteller Sergio Bambaren hat dieses einmal so formuliert: »Vielleicht bedeutet Liebe auch lernen, jemanden gehen zu lassen, wissen, wann es Abschied zu nehmen heißt. Nicht zulassen, dass unsere Gefühle denen im Wege stehen, was am Ende wahrscheinlich besser ist für die, die wir lieben.«

Als Trost darf sich der zurückbleibende Mensch aber vor Augen halten, dass er trotz der nunmehr getrennten Lebenswege zumeist nicht vollkommen bedeutungslos wird. Wären Sie niemals ein besonderer Mensch für Ihren Partner gewesen, dann hätte er Sie aus der Menge niemals für sich ausgewählt. Sie werden auch in Zukunft bedeutend dadurch sein, dass Sie ein Stück seiner eigenen Historie sind. Dies werden Sie ungeachtet der Trennung auch in Zukunft bleiben. Sie haben Ihren ehemaligen Partner ein Stück länger als andere Personen begleitet. Vielleicht hat zudem auch das eine oder andere gemeinsame Erlebnis ihn nachhaltig beeindruckt und eventuell sogar ein Stück geprägt. Das bedeutet, Sie haben Spuren hinterlassen. Spuren, die wohl nie vollkommen vergehen werden. Es wird etwas zurückbleiben und sei es nur die Erinnerung an einen besonders schönen Teil des Zusammenlebens. Niemals geht man so ganz …!

Ein Festhalten an einer Beziehung, bei der die Lebenswege nicht mehr harmonisch verlaufen, ist für einen begrenzten Zeitraum durchaus möglich. Häufig wird dabei versucht, die sich abzeichnenden Probleme durch allerlei Maßnahmen zu verdecken. Die Ungereimtheiten einer Beziehung werden gerne ausgeblendet. Auf Dauer jedoch lässt sich die bei dieser Verdrängung aufkommende Unzufriedenheit mit und in der Partnerschaft nicht verbergen. Mit zunehmendem Auseinanderdriften der Emotionen und der inneren Einstellungen wird die Diskrepanz der Gefühle größer und größer und zuletzt unüberbrückbar. Da hilft kein Klammern oder der Versuch, auf den Lebensweg des anderen gewaltsam einschwenken zu wollen. Dieser Versuch wirkt eher abstoßend, weil er im Kern unecht ist und auch nach außen hin so wirkt. Es wäre ohnehin reiner

Selbstbetrug. So wie sich aus der Farbe grün kein rotviolett machen lässt, so kann ein Mensch, der für sich den Lebensweg »A« als richtig erkannt hat, nicht langfristig den Lebensweg »C« beschreiten. Er sollte dieses auch nicht zum Gefallen oder aus Liebe zu einem anderen Menschen tun. Wir erinnern uns: Jeder Mensch hat seinen eigenen Weg und jeder Mensch muss diesen auch gehen. Unser Partner sollte sich *freiwillig* zu uns und unserem Lebensweg bekennen. Große Teile seines Weges sollten auch unsere sein. Was wollen Sie auch auf Dauer mit einem Menschen anfangen, der Sie und Ihre Lebensziele nicht annimmt und Sie und Ihre Art Mensch zu sein nicht wirklich versteht? Er mag optisch noch so sehr Ihren Idealvorstellungen entsprechen, er ist für Sie auf Dauer kein geeigneter Partner. Lassen Sie sich aber durch die Entscheidung Ihres ehemaligen Lebensgefährten, Sie zu verlassen, nicht vollkommen von der Richtigkeit Ihrer eigenen Ideale abbringen. Natürlich sollte eine Trennung immer auch eine Phase des kritischen Überdenkens der eigenen Vorstellungen sein. Manche uns vertraute und zum Teil auch lieb gewonnene Einstellung kommt somit auf den Prüfstand. Bei diesem Abgleich können nachhaltige Veränderungen dadurch entstehen, dass wir aufgrund der von uns gemachten Erfahrungen anderen Werten, Zielen und Idealen als früher den Vorzug geben. Sie sollten sich bei dieser Kurskorrektur jedoch davor hüten, positive Werte wie Ehrlichkeit, Treue, Anständigkeit, Verständnis etc. achtlos über Bord zu werfen. Solche Werte mögen Ihnen in der gescheiterten Beziehung keine Vorteile gebracht haben, aber Sie selbst haben diese für sich als »richtig« erkannt, und daher sollten Sie diese Wertvorstellungen auch in Zukunft möglichst beibehalten. Die Tatsache, dass wir alle unseren *eigenen* Weg gehen müssen, scheinen viele Menschen bewusst oder unbewusst zu verdrängen. Gerade in langjährigen Lebensgemeinschaften scheint es, oberflächlich betrachtet, nur eine einzige gemeinsame Route zu geben. Das ist im Idealfall durchaus möglich. Weitaus häufiger erscheint diese eine Richtung jedoch nach außen hin auch nur *vorgetäuscht*. Erhält man indes tieferen Einblick in die Beziehung, ist man zum Teil erstaunt darüber, welche Diskrepanzen diese Lebensgemeinschaft tatsächlich inhaltlich aufweist. Während Menschen der älteren Generation getreu dem Motto: »… bis dass der Tod uns scheidet« dazu neigen, diese Unterschiede zu leugnen und auch in extremen Fällen durch Verhaltensweisen bis hin zur Selbstaufgabe zu akzeptieren versuchen, zeigen jüngere Menschen deutlich weniger Bereitschaft dazu, eine sich andeutende Diskrepanz der Lebenswege langfristig zu tolerieren. Hier werden nicht selten rasch, zum Teil sogar fast überstürzt, einschneidende Konsequenzen gefordert und auch gezogen. Jeder Mensch in einer Partnerschaft muss für sich selbst entscheiden, wie viel Grad Achsenabweichung der Lebenswege von seiner Idealvorstellung für ihn persönlich tolerabel ist und ab wann eine Trennung unumgänglich ist. Der von uns ausgewählte Weg unterliegt vielen verschiedenen Anforderungen, Verlockungen und Versuchungen. Bestimmend für die eingeschlagene Richtung können neben diesen Punkten aber auch die von uns eingegangenen *Verpflichtungen* sein. Denken wir z. B. an berufliche, gesellschaftliche, moralische oder auch finanzielle Verpflichtungen. Gerade letztere können so umfangreich und belastend werden, dass sie unser Leben wie mit einem großen Netz umspannen. Wie viele Verpflichtungen der Einzelne persönlich eingeht, kann jeder nur für sich selbst anhand seiner individuellen Lebenssituation entscheiden. Wichtig erscheint mir jedoch, dass unsere abgeschlossenen Verträge unseren eigentlichen Lebensweg als solchen noch erkennbar lassen müssen. Dieses vor allem wegen der Möglichkeit, durch eine zu große Übernahme von Verpflichtungen unsere Individualität und Identität ganz oder teilweise zu verlieren. Damit wir dieser Gefahr möglichst sicher entgehen, machen wir uns zum Schluss dieses Kapitels noch einmal deutlich: Jeder Mensch hat sein eigenes Leben. Jedes Leben hat seinen eigenen Weg, der nicht immer geradlinig verläuft. Wir müssen diesen trotz aller Schwierigkeiten und Hindernisse herausfinden und dann, wenn wir ihn gefunden haben, nach unseren Vorstellungen in unseren eigenen Schuhen gehen. Unser Weg ist einzigartig und kostbar, denn nur über ihn gelangen wir auf Dauer zu uns selbst.

Das Ende ist nur der Anfang

Ein besonders dramatischer Einschnitt in unserem Leben kann der Tod eines geliebten Menschen sein. Sehr leicht kann aus einem unverarbeiteten Verlusterlebnis ein Trauma der Seele entstehen. Dieses vor allem dann, wenn das Todesereignis *unerwartet* eintrat, und wir somit keine Zeit hatten, uns innerlich auf den drohenden Verlust vorzubereiten. Es fehlte die Zeit zum Abschied nehmen. Dabei hätten wir dem für uns so bedeutsamen Menschen doch noch gerne das eine oder andere wichtige Wort gesagt. Vielleicht, dass uns der Streit vom letzten Wochenende unendlich leid tut oder dass der Verstorbene für uns viel bedeutsamer war als wir es ihm zu Lebzeiten mit Worten, Gesten und Taten jemals zeigen konnten.

Obwohl wir wissen, dass der Tod und das Sterben unverrückbar zu unserem Leben dazu gehören, bleibt der Tod für viele Menschen etwas *Unheimliches* und etwas *Unkalkulierbares*. Keiner kennt den Tag oder die Stunde seines Ablebens. Da wir den Tod in seiner Komplexität nicht begreifen, bemühen wir uns, seiner Existenz durch gedankliches Verdrängen zu entkommen. Auf diese Weise versuchen wir, einer grundlegenden Auseinandersetzung mit dem Thema aus dem Weg zu gehen. Der Tod passt so wenig in die irdische Gedankenwelt, in der die Wörter »größer, teurer, weiter und schneller«, eher Bedeutung zu haben scheinen. So kommt es, dass die von vielerlei Eindrücken übersättigte Seele der Konsumgesellschaft vom Tod und vom Sterben wenig wissen will. In dieser Welt der vordergründigen Zerstreuung ist für ihn ganz offensichtlich kein Platz. Solange wir keinen nahen Angehörigen selbst zu betrauern haben, gelingt uns dieser Verdrängungsmechanismus durchaus zufrieden stellend. Ungeachtet unserer eigenen inneren Haltung bleibt der Tod jedoch allgegenwärtig. Nichts ist uns in unserem Leben so sicher wie der Tod. Er begegnet uns täglich z. B. in der Tagesschau bei den Berichten von den Kriegsschauplätzen dieser Welt. Dabei machen wir bei den Bildern, die uns auf dem Bildschirm erreichen, eine eigenartige Entdeckung: Die vielen Toten, die uns das Fernsehen zeigt, sehen wir zwar, aber sie berühren uns nicht unmittelbar. Wir kennen diese Menschen nicht. Wir sehen die Trauer der Angehörigen, aber wir können sie nicht teilen. Die Bedeutung des Todes wird für uns durch die zumeist große Entfernung vom Ort der Katastrophe nicht direkt erfahrbar. Die Entfernung des Geschehens führt zu einer raschen Distanzierung der Gefühle und erlaubt uns ein baldiges Ausblenden der Ereignisse. Wir speichern die Bilder nicht. Diese Einstellung ändert sich indes grundlegend, wenn in unserem eigenen Freundes- und Bekanntenkreis ein Todesfall eintritt. Dann hilft kein Verdrängen mehr, denn dann hat der Tod auch unsere Gefühlswelt erreicht. Die Zäsur des Todes trifft uns dann unvermittelt hart, weil wir plötzlich hautnah miterleben, dass das Ereignis des Todes unwiderruflich, also unumkehrbar ist. Es gibt keine zweite oder dritte Chance. Wenn der Tod eintritt, ist alles, was wir bisher in unserem Leben gemacht haben, auf einmal ohne Bedeutung. Egal ob Aufsichtsratsvorsitzender einer großen

Firma oder Insasse einer Haftanstalt, der Tod behandelt alle Menschen gleich. Er kennt keine sozialen Unterschiede, auch wenn wir versuchen, durch die Ausstattung der Bestattungszeremonie unserer Herkunft und früheren Bedeutung nachhaltig Ausdruck zu verleihen. Ein noch so schönes Staatsbegräbnis beeindruckt den Tod indes nicht. Er hält unvermindert fest an seiner für uns erschreckenden Endgültigkeit. Der Tod ist unzweifelhaft das Ende unseres bisherigen physischen Lebens. Er ist gewissermaßen der *Schlussakkord* unseres Lebens.

Aber ist er auch unser wirkliches Ende?

Die Frage, ob es ein Weiterleben nach dem Tod, in welcher Form auch immer gibt, kann nur jeder für sich persönlich beantworten. Viel zu unterschiedlich sind die Erfahrungen, Grundsätze und Glaubensansichten, die den Einzelnen bei der Antwort auf diese letzte Sinnfrage des Lebens beeinflussen können. Daher bin ich weit davon entfernt zu glauben, Ihnen, verehrter Leser, in diesem wichtigen Punkt eine allgemein gültige Antwort geben zu können. Ich hoffe jedoch auf Ihr Verständnis, wenn ich mir erlaube, Ihnen meine ganz persönlich gemachten Erfahrungen mit dem Sterben und dem Tod anderer Menschen darzulegen. In den Jahren meiner Tätigkeit habe ich besonders als Arzt auf der Intensivstation viel menschliches Leid gesehen und wurde gerade hier unweigerlich mit dem Sterben vieler Menschen konfrontiert. In den Jahren meiner Kliniktätigkeit und auch in der späteren Zeit als Hausarzt war und ist das Sterben und der Tod unmittelbarer Teil meiner täglichen Arbeit. Obwohl wir Ärzte mitten im Zentrum des Geschehens stehen und der Tod zu unserem Alltag fast so selbstverständlich dazugehört wie der weiße Kittel oder das Stethoskop, gewöhnen wir uns *nicht* an ihn. Woran mag das liegen?

Meine Antwort hierauf ist: Der Tod ist zwar nach *außen* hin sehr gleichförmig: Ein Mensch beendet sein Leben. Nach *innen* hin jedoch, also wie und auf welche Weise ein Mensch zu Tode kommt, ist der Tod sehr *individuell.* Das Sterben eines Menschen ist genauso einzigartig wie der Mensch, der im Tod sein Leben verliert. Es gibt hier also keinerlei Monotonie, die einen Gewöhnungseffekt zulassen würde.

Eine zweite wichtige Erfahrung für mich im Umgang mit Toten war und ist die Feststellung, dass aus einem verstorbenen Menschen alles heraus gewichen ist, was diesen zu Lebzeiten ausgezeichnet hat. Was ich damit meine ist, dass die früher anzutreffende Persönlichkeit des Menschen, sein gesamtes Wesen, sich nicht mehr im Leichnam selber widerspiegelt.

Wenn man einen Menschen auf seinem letzten Weg intensiv begleitet, merkt man dies sehr deutlich. Der Leichnam selbst ist bloße Materie.

Er ist eine umhüllende Substanz unserer scheinbar verloren gegangenen Energie und Identität. Diese Beobachtung hat mich als junger Arzt stark beeindruckt und hat mich sehr früh zu der Frage veranlasst, wohin, um alles in der Welt, diese starke Energie der Menschen gegangen ist. Sollte sie sich einfach in Luft aufgelöst haben?

Auf der Suche nach einer glaubwürdigen Antwort auf diese drängenden Fragen, traf ich auf das überaus lesenswerte Buch der leider bereits verstorbenen Ärztin Dr. Elisabeth Kübler-Ross. Es trägt den Titel »Über den Tod und das Leben danach«. Frau Dr. Kübler-Ross berichtet in ihrem Buch von den Ergebnissen der modernen Sterbeforschung. Ich selber kannte zwar den Namen der Ärztin, hatte mich jedoch bislang wenig mit ihren Arbeiten beschäftigt. Dass es eine wissenschaftliche Auseinandersetzung mit dem Tod im Rahmen der Sterbeforschung gibt, war mir bis dahin unbekannt. Frau Dr. Kübler-Ross berichtet in ihrem Buch detailliert von den Erlebnissen der Menschen mit so genannter »Nah-Todeserfahrung«. Diese Menschen waren bereits einmal klinisch tot bzw. standen an der Schwelle des Todes. Durch erfolgreiche Wiederbelebungsmaßnahmen wurden sie indes ins Leben zurückgeholt. Diese Menschen berichten recht übereinstimmend davon, in der Stunde ihres Todes aus ihrem Körper herausgelöst worden zu sein und quasi schwebend im Raum sich bewegt zu haben. Zunächst waren die Menschen sehr verwundert über die für sie vollkommen ungewohnte Situation. Sie sahen unter sich die um Lebensrettung bemühten Ärzte, sahen ihren eigenen leblosen Körper, den sie verlassen hatten und waren erstaunt darüber, dass sie in ihrem neuen Zustand selbst unausgesprochene Gedanken der umstehenden Menschen lesen und erahnen konnten. Es gab auf einmal kein Raum- und kein Zeitgefühl mehr. Wände und Türen bildeten auf einmal keine Hindernisse mehr. Zugleich fühlten sich viele von einem als wunderbar erscheinenden hellen Licht am Ende eines Tunnels magisch angezogen. Alles zog sie zu diesem Licht hin, welches als eine bisher ungeahnte friedliche Harmonie empfunden wurde. Vereinzelt traten bereits verstorbene Angehörige in Erscheinung, die sie auf dem Weg zum Licht hin begleiteten. Je mehr sie sich dem hellen Licht näherten, desto dringlicher wurde die Veranlassung, das eigene Leben noch einmal ähnlich wie in einem Zeitraffer-Film Revue passieren zu lassen und selbst kritisch zu bewerten. Die Schilderungen dieser Erlebnisse enden damit, dass die Menschen wieder in ihren Körper zurückkehren mussten, weil die behandelnden Ärzte eine erfolgreiche Wiederbelebung durchgeführt hatten. Die meisten der befragten Patienten waren überaus traurig darüber wieder in ihren gebrechlichen Körper zurück schlüpfen zu müssen. Sie wären lieber in der Harmonie der anderen Welt geblieben. Die Entscheidung hierzu lag jedoch nicht in ihrem Ermessen.

Mich haben diese Schilderungen als ich sie las, zutiefst beeindruckt. Ich schäme mich keineswegs zu gestehen, dass ich bitterlich geweint habe. Es waren aber keine Tränen der Trauer, sondern der unendlichen Freude und tief empfundener Dankbarkeit. Ich spürte, beim Lesen des Buches auf ein Stück Wahrheit gestoßen zu sein. Diese Beobachtungen deckten sich nahtlos mit meinen eigenen Erfahrungen im Umgang mit Sterbenden. So machte alles, was im Sterben um mich herum vorging, einen Sinn.

Es hat viele Versuche gegeben, die Forschungsergebnisse mit dem Hinweis auf vermeintliche Wahrnehmungsstörungen infolge von Sauerstoffmangel des Gehirns während des Sterbevorgangs zu entkräften. Doch es macht m.E. wenig Sinn, an diesen übereinstimmenden Schilderungen achtlos vorbeizugehen. Ich persönlich halte sie für überaus glaubwürdig. Das aber auch aus einem zweiten wichtigen Grund: Während meiner Arbeit als Hausarzt hatte ich mehrmals Begegnungen mit Menschen, die einmal oder sogar mehrfach Kontakt mit einem bereits verstorbenen Menschen hatten. Es klingt unglaublich, aber es ist wahr. Die Glaubwürdigkeit der Aussagen war beeindruckend. Um es gleich vorweg zu sagen, diese Menschen waren so normal wie Sie und ich. Es handelte sich also nicht, wie man glauben könnte, um eine Wunschvorstellung, die eine visuelle oder akustische Fata Morgana hätte erzeugen können. Zumeist war es meinen Gesprächspartnern überaus peinlich, über ihre Erlebnisse zu berichten, da sie befürchteten, für unglaubwürdig oder sogar als verrückt dargestellt zu werden. Die Kontakte mit den Verstorbenen lösten bei den Angehörigen keinerlei Angst oder Besorgnis aus. Die Gestalt des Verstorbenen war deutlich sichtbar. Sie hatte nichts Unheimliches an sich. Zumeist ging es in dem Gespräch um ein ungelöstes familiäres Problem. In einem mir bekannten Fall kündigte der Verstorbene in einem etwa zwanzig minütigen Gespräch ein weiteres Erscheinen an und hielt dieses auch ein. Es war der Geburtstag oder der Hochzeitstag der Ehefrau.

Die Arbeiten von Kübler-Ross und auch meine eigenen Beobachtungen im Umgang mit Sterbenden haben mich ganz persönlich zu der Überzeugung gelangen lassen, dass es in der Tat ein anderes Leben gibt, das wir mit dem Ausscheiden aus diesem irdischen Leben betreten dürfen. Der Tod ist somit für mich persönlich nicht das grausame Schreckereignis unseres Lebens. Der Tod ist nichts anderes als ein *Umsteigebahnhof*. Erst durch diesen gelangen wir in eine Welt, in der uns, nach den Aussagen der Menschen, die infolge von Nah-Todeserlebnissen schon einmal einen Blick hineinwerfen durften, eine unendliche Liebe und Harmonie erwartet.

Ich weiß, es klingt so überaus fantastisch, dass man gerne geneigt ist, alles als Wunschdenken oder sogar Spinnerei abzutun. Aber ich persönlich bin fest davon überzeugt, dass es so ist.

Wie kann das alles bloß sein?

Meine Antwort darauf: Es ist uns mit unseren Sinnen nicht gegeben, die Realität dieser jenseitigen Welt bereits zu Lebzeiten wahrzunehmen. Obwohl wir Menschen uns häufig als Krönung der Schöpfung betrachten, sind unsere Sinnesorgane eher durchschnittlich entwickelt. So hat ein Hund z. B. ein etwa einhundertfach stärker ausgeprägtes Riechvermögen als ein Mensch. Wenn wir Menschen also sagen, dass wir nichts riechen, bedeutet dieses noch lange nicht, dass es an der betreffenden Stelle keine Geruchswahrnehmung gibt. Die fehlende Wahrnehmung liegt also an der *Begrenztheit unserer Sinne* und nicht an der fehlenden Existenz der Dinge. Ebenso wie in dem genannten Beispiel ist es uns mit unserem begrenzten Wahrnehmungsvermögen nicht möglich, die Existenz der Welt nach unserem Tode bereits vor Todeseintritt wahrzunehmen. Ich persönlich halte es auch für möglich, dass ein verstorbener Mensch einen anderen Menschen auf seinem weiteren Lebensweg wie ein persönlicher Schutzengel begleiten kann. Es ist uns nicht gegeben, ihn zu sehen, aber wir *spüren* ihn, besonders in Notsituationen. Oft habe ich nach einem Trauerfall eines Patienten gehört, dass die Angehörigen das Gefühl hatten, weiterhin unmittelbar von ihrem Verstorbenen geführt und begleitet zu werden. Auch ich persönlich habe diese Erfahrung in meinem Leben machen dürfen: Mein Bruder Burkhard, der im Alter von einundvierzig Jahren innerhalb von vier Wochen an einer aggressiven Form der Leukämie verstarb, hat mich nach seinem unerwarteten Tod in schwierigen Situationen immer wieder auf wundersame Art und Weise begleitet. Seinen Beistand habe ich mir nie eingebildet. Er war einfach da. Aus allen diesen Erlebnissen heraus kann ich heute für mich persönlich sagen, dass der Tod für mich seine Schrecken verloren hat, weiß ich doch jetzt, dass es auf Dauer für uns Menschen keinen wirklichen dauerhaften Tod gibt. Heute weiß ich: *Das Ende ist nur der Anfang.*

Über die Notwendigkeit des Loslassens

Wenn wir ein für uns schmerzliches Ereignis wie Tod oder Trennung von einem geliebten Menschen zu verarbeiten haben, versuchen wir mit dem Instrument der Trauer das Erlebte zu bewältigen. Eine wichtige Aufgabe der Trauer besteht darin, uns durch die intensive seelische Auseinandersetzung eine *Loslösung* von einem für uns bedeutsamen Ereignis oder von für uns wichtigen Personen oder Dingen zu ermöglichen. Dieser Abnabelungsprozess setzt natürlich voraus, dass wir uns überhaupt lösen wollen. Das ist aber nicht immer der Fall. Einige Menschen, die ein Trauma erfahren haben, scheinen die Trauer zu einem Instrument des künstlich langen *Festhaltens* zu missbrauchen. Diese Menschen versuchen mit Hilfe der Trauer eine nicht mehr existierende Lebenskonstellation künstlich gedanklich aufrecht zu halten. Die sich hieraus ergebende Scheinwelt wird zum Teil so real erlebt, dass sie als Ersatz einer verlorenen Person dienen kann. So ist es durchaus möglich, dass eine Mutter, die ihr Kind bei einem Autounfall verloren hat, durch den vollkommenen Rückzug in die Trauer einen Teil des fehlenden Kindkontaktes durch die intensive innere Beschäftigung mit dem Kind für sich scheinbar zurückgewinnt. Den

Preis, den Menschen bezahlen, die in der Trauer verharren, ist hoch. Das Verweilen in der Trauer bedeutet den Verzicht auf die Teilnahme am aktiven Leben. Es bedeutet den Verzicht auf Weiterentwicklung des eigenen Weges. Es ist wie ein Prellbock bei der Eisenbahn, der mitten auf unserem Lebensgleis montiert worden ist. So lange die Trauer die Weiterfahrt auf diesem Schienenstrang blockiert, so lange nutzt uns keine noch so freie Strecke *hinter* dem Hindernis und auch kein noch so schneller D-Zug ist in der Lage, uns zu befreien. Durch ein Verharren in der Trauer kann unser Leben soweit überlagert werden, dass unser Alltagsleben vollkommen wie schemenhaft an uns vorbeiläuft. Dieses erscheint uns auf einmal virtuell wie ein Film zu sein, in dem wir zwar mitspielen, den wir aber nicht selbst mit unseren Sinnen mitempfinden. Es erscheint alles unwirklich wie durch eine Glasscheibe. Es fühlt sich an wie ein scheinbares Leben. Wir sind wie Schauspieler. Wir spielen unser Leben, *leben* es aber nicht. Trauer kann sehr individuell sein. Jeder Mensch trauert auf seine Art und Weise. Wenn ein dauerhafter Abschied erfolgt ist, heißt das für unsere Gefühle diesem Menschen gegenüber noch lange nicht, dass diese ebenfalls erloschen sind. Im Gegenteil, gerade bei unerwarteten Verlusten wird uns schmerzlich bewusst, was wir tatsächlich verloren haben.

Wir merken auf einmal, wie groß die Lücke ist, die das Ereignis hinterlassen hat. Unsere Gefühle sind somit die einzige letzte Verbindung, die uns mit der betrauerten Person innerlich vereint. Daher versuchen wir, dieses letzte Band durch Pflege des Andenkens aufrecht zu erhalten. Mit dieser Würdigung wollen wir unsere Anerkennung und unsere starke innere Verbundenheit zum Ausdruck brin-

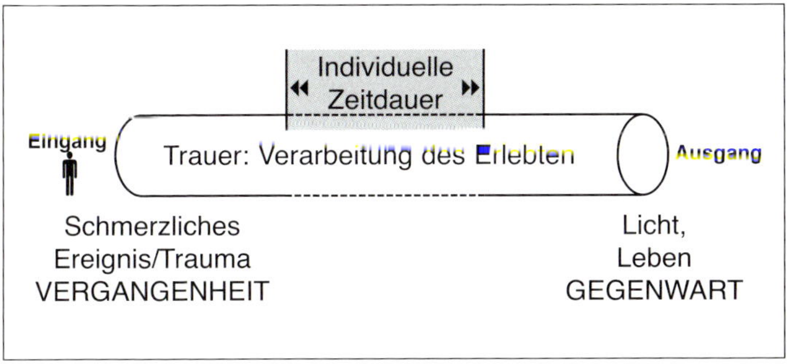

Abb. 7 *Der Trauertunnel. Die Länge des Trauertunnels ist variabel*

gen. Trauer darf jedoch niemals zum Selbstzweck verkommen. Trauer darf also nicht zu einer übermäßigen Verherrlichung von etwas Verlorenem missbraucht werden. Trauer soll uns vielmehr helfen, durch die Verarbeitung des Erlebten uns hinzuführen vom »*Gestern*« zum »*Jetzt*« in der Gegenwart unseres Lebens. Dabei übernimmt die Trauer die Rolle eines Tunnelbegleiters, der uns die Fähigkeit vermitteln soll, durch den Verarbeitungsprozess des Erlebten von der dunklen Seite des traurigen Ereignisses zum Licht unseres Lebens zurückzufinden. Menschen, die trauern, berichten immer wieder darüber, das Gefühl zu haben, in einem tiefen dunklen Loch zu stecken. Dieses dunkle Loch ist zu verstehen als eine Art *Trauertunnel*. Auf der einen Seite befindet sich das die Trauer auslösende schmerzliche Ereignis, und auf der anderen Seite ist das Licht des gegenwärtigen Augenblicks. *Um auf die andere Seite zu gelangen, müssen wir durch diesen Trauertunnel hindurch treten.* So sehr wir einen Menschen auch geliebt haben mögen, und so sehr wir auch in einer beendeten Partnerschaft glücklich gewesen sein mögen, wir kommen am Ende nicht darum herum, uns von diesen geliebten Dingen und Personen zu trennen. Trennung aber bedeutet *loslassen zu müssen*, egal wie schwer es uns auch fallen mag. Bei jedem Tunnel, so auch beim Trauertunnel, gibt es nicht nur einen Eingang, sondern auch einen Ausgang. Diesen Ausgang zu finden, ist unsere Aufgabe. Der Schlüssel zum Tor des Ausgangs ist *die Bereitschaft zum Loslassen*. Diese Bereitschaft ermöglicht, die Trauer wirklich zu durchleben und dann auch abzuschließen. Wer nicht loslässt, sondern anhaltend versucht festzuhalten, bleibt in seinem persönlichen Trauertunnel gefangen. Das Licht des Tages scheint nicht in diesem Tunnel. Es ist ausgesprochen dunkel darin. Wen wundert es daher, dass auch unsere Gedanken sich mit der Zeit immer mehr verdunkeln und wir zuletzt depressiv verstimmt sind. Wer also nicht loslässt, stranguliert sich und sein Leben selbst. Er nimmt sich buchstäblich die Luft zum Atmen. Die Notwendigkeit des Loslassens ist auch vergleichbar mit einem Schiffsuntergang. Wer versucht sich bei seiner Rettungsaktion an dem sinkenden Schiff festzuhalten, wird unweigerlich von diesem mit in die Tiefe gerissen. Unsere geplante Rettung kann also nur im Loslassen bestehen und in dem Vertrauen darauf, dass die uns umgebenden Wassermassen durchaus in der Lage sind, uns für eine Zeit lang zu tragen. Schwimmen müssen wir natürlich selber. Das kann uns keiner abnehmen. Ein Mensch, der in der Trauer anhaltend verweilt, gleicht einer CD, die einen Sprung bekommen hat. Obwohl sich der Plattenteller unseres Lebens beständig weiter dreht, hören wir immer nur das gleiche kurze Bruchstück des Liedes. Von der Vielfalt der Lieder auf der gesamten CD erhalten wir auf diese Weise keine Vorstellung. Die Weite unseres Lebens geht somit an uns vorüber. Um auf Dauer überleben zu können, kom-

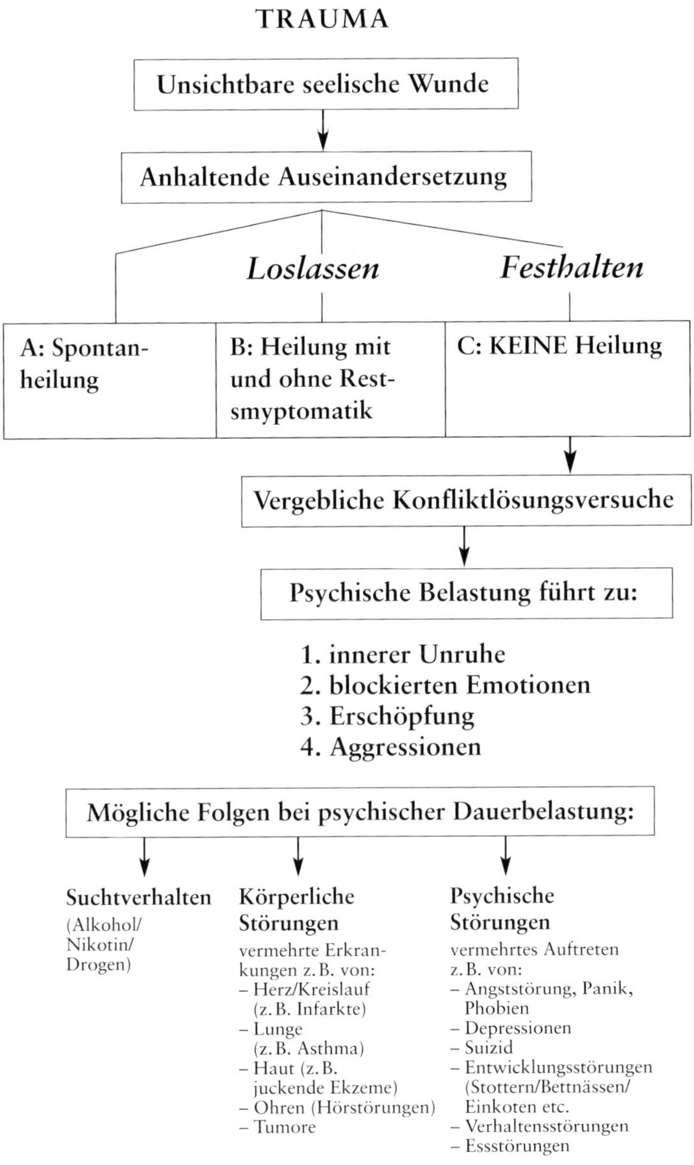

Abb. 8 *Die Bedeutung des Loslassens*

men wir nicht umhin, den Arm des Tonabnehmers sanft anzuheben und eine Spurrille weiter wieder aufzusetzen. Wirklich loszulassen bedeutet *nicht,* etwas Großartigem gemeinsam Erlebten keinen höheren Wert mehr beizumessen oder etwas zu entwürdigen. Es bedeutet vielmehr die Fähigkeit zu entwickeln, das Erlebte in Hochachtung zu bewahren, aber auf eine Art und Weise, die uns ein Weiterleben in vollem Umfang ohne erdrückende emotionale Blockaden ermöglicht.

Zusammenfassend ist es also unumgänglich, dass wir lernen *loszulassen,* ganz behutsam, aber auch ganz bewusst. Kein anderer als wir selbst bestimmt die Länge unseres persönlichen Trauertunnels und unsere zeitliche Aufenthaltsdauer in diesem dunklen Verlies. Wir selbst entscheiden also darüber, auf welcher Seite des Tunnels wir unser Leben in Zukunft verbringen werden.

Was, bitte, spricht dagegen, die Sonnenseite zu wählen?

Versuch der Integration des Traumas in unser Leben

Wir haben in den vorhergehenden Kapiteln einige wichtige Aspekte über das Trauma kennen gelernt und haben Übungen vorgestellt, die uns dabei helfen sollen, eine kritische Auseinandersetzung mit einem traumatischen Erlebnis zu ermöglichen. Vielleicht konnte dabei die eine oder andere Überlegung neue Denkanstöße bei Ihnen anregen und neue Sichtweisen bei Ihnen einleiten.

Die bisherigen Kapitel dienten im Wesentlichen dazu, Sie auf den nun folgenden wichtigen Schritt der eigentlichen Trauma-Verarbeitung behutsam vorzubereiten. Dieser letzte große Schritt besteht in dem Versuch der *Eingliederung* eines erlittenen Traumas in den Erfahrungsschatz unseres Lebens. Um deutlich zu machen, worum es sich hierbei handelt, könnte man diesen Schritt auch mit der Formulierung »das Trauma wird befriedet«, umschreiben. Ein Trauma zu befrieden bedeutet, das Trauma als real stattgefundenes Ereignis in unserem Leben anzuerkennen und als einen *Teilaspekt* unserer bisherigen Erlebniswelt zu werten. Es kann somit als ein Stück unserer eigenen Lebenshistorie begriffen werden. Der Versuch, um den es geht, ist die Eingliederung des Traumas in unser Leben. Ich persönlich halte dies für nötig, um das Trauma

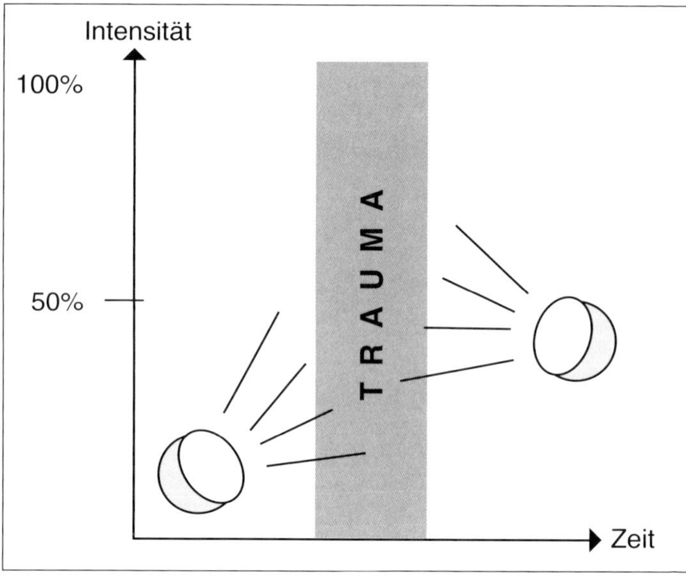

Abb. 9 *Ausschließliche Betrachtungsweise des Traumas*

nicht weiter wie ein Damoklesschwert über unserem Leben baumeln zu lassen. Unser Leben braucht keine allgegenwärtige innere Guillotine.

Durch die alleinige, immer wiederkehrende Betrachtung des Traumas aus allen nur möglichen Blickwinkeln, was ich als »solitäre Betrachtungsweise« des Traumas bezeichne, findet keine wirkliche Verarbeitung statt. Vielmehr kommt es durch diese Betrachtungsweise, bildlich gesprochen, zu einer »inneren Genickstarre«, die keine Abmilderung des traumatischen Erlebnisses durch Relativierung oder Distanzierung zum Trauma zulässt. Durch eine anhaltende solitäre Betrachtungsweise erfährt das Trauma fast zwangsläufig eine ungerechtfertigte Überhöhung in seiner Kraft und wirklichen Bedeutung. Das ist ähnlich wie ein einzel-

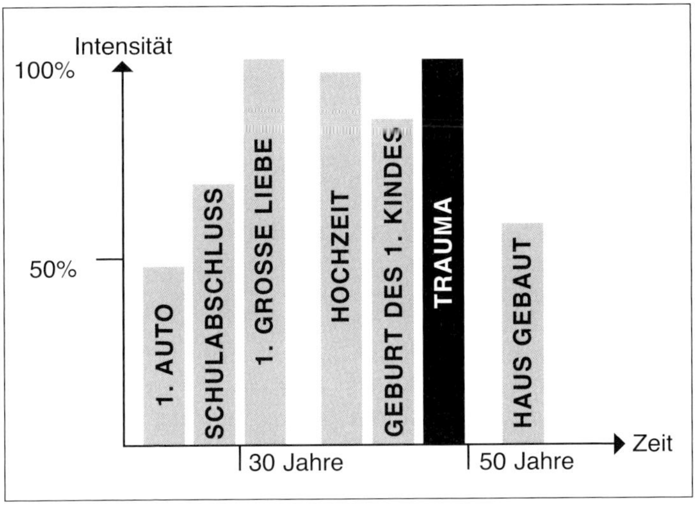

Abb. 10 *Beispiel eines Traumas erlitten mit ca. 48 Jahren. Einbindung des Traumas in unser Leben: Das Trauma ist nur ein Teil unseres Lebens.*

ner Berg im Flachland ohne den Vergleichsmaßstab zu anderen Bergen als riesiges Gebirge erscheinen kann. In Wirklichkeit mag es sich dabei lediglich um einen zweihundert Meter hohen Hügel handeln, der, würde er neben einer Erhebung wie der Zugspitze (2962 Meter hoch) liegen, als klein empfunden würde. Durch die Einbindung des traumatischen Erlebnisses in unser Leben erfährt das Trauma dadurch eine Relativierung, dass es sich mit all' den anderen wichtigen Ereignissen, die sich bisher in unserem Leben zugetragen haben, vergleichen lassen muss. Wenn wir unser Leben mit all' seinen Ereignissen, wie in der Abbildung zehn einmal praktisch dargestellt, auflisten, begreifen wir rasch, dass es *nicht* nur das uns bisher bestimmende Trauma in unserem Leben gegeben hat, sondern eine

Vielzahl von anderen wichtigen Erlebnissen und Erfahrungen. Das Beenden der ausschließlichen Betrachtungsweise eines Traumas macht dieses keineswegs ungeschehen. Wir erhalten auf diesem Wege aber die Möglichkeit der seelischen Nackensteifigkeit zu entrinnen und so der *unerträglichen Dominanz* des Traumas ein Stück weit zu entkommen. So ist durch das Ende einer großen Liebesbeziehung der Wert unserer Gefühle, die wir für andere Menschen wie z.B. Freunde hegen, keineswegs gleichzeitig vernichtet. Oder das ist ähnlich so, wie der Wert unseres Geldes auf dem Sparbuch durch den Absturz unserer Aktien an der Börse nicht gleichzeitig wertlos geworden ist. Das von einigen traumatisierten Menschen häufig benutzte Argument, ihr Leben sei durch den Eintritt des Ereignisses auf Dauer vergiftet, entstellt oder sogar vollkommen wertlos geworden, wird durch das Verlassen der ausschließlichen Betrachtungsweise eines Traumas entlarvt. Nicht das Trauma ALLEIN bestimmt über den Wert unseres Lebens. Dieses kann es schon deswegen nicht, weil es sich nur um einen einzigen *Teilaspekt* unseres Lebens handelt. Das, was unser Leben im Ganzen auszeichnet, ist in der Abbildung elf dargestellt. In dieser Grafik sind alle positiven und negativen Ereignisse unseres bisherigen Lebens aufgezeichnet. Anhand dieser Darstellung können wir die eigentliche Bandbreite unseres Lebens ermessen. Rasch wird dabei klar, dass diese Bandbreite durch die *Summe* der positiven und negativen Erlebnisse bestimmt wird und keineswegs durch ein einziges Ereignis. Ein Trauma zu befrieden gelingt bevorzugt dort, wo viele positive Lebenserfahrungen vorhanden sind. Diese stärken, wie wir bereits zu Beginn dieses Buches erfahren haben, unsere seelische Schutzschicht und auch unser Selbstwertgefühl.

Diese Stärkung wirkt wie Balsam auf die verletzte Seele. Auf diese Weise wird der Tendenz des Traumas, uns anhaltend zu drangsalieren, wirksam entgegen gewirkt.
Die eigentliche Aufarbeitung eines Traumas zum Zweck der Einbindung in unser Leben ist, vom praktischen Vorgehen her betrachtet, nicht unähnlich dem bei der Restau-

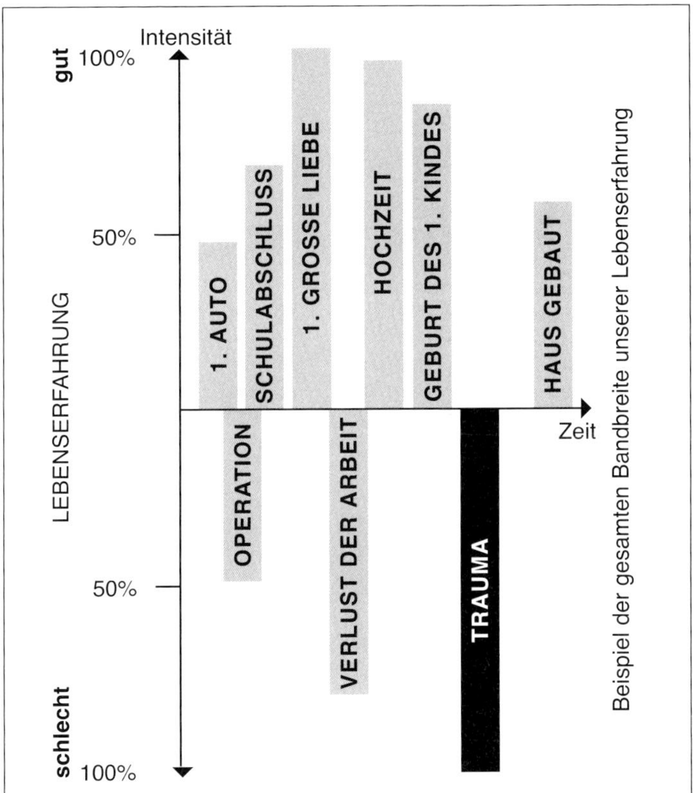

Abb. 11 *Einteilung unserer Erlebniswelt in positive und negative Erlebnisse. Alle zusammen machen die Bandbreite unserer Lebenserfahrung aus.*

rierung eines alten Autos. Ganz zu Beginn kann sich keiner der an diesem Vorhaben beteiligten Menschen wirklich vorstellen, dass aus dem verrosteten, verbeulten Vehikel jemals ein begehrenswerter Oldtimer werden kann. Allzu demotivierend sieht derzeitig der matte Lack und der abgetragene Chrom des Fahrzeugs aus. Ja, man braucht Mut, Fantasie, viel Zeit und noch mehr Ausdauer, um aus dem jetzigen Trümmerhaufen etwas neues Edles entstehen zu lassen. Genau wie in diesem Beispiel ist Ihre Ausgangssituation am Anfang der Trauma-Aufarbeitung. Der erste sinnvolle Schritt in diesem Stadium der Restaurierung ist das *Hervorholen*. Ähnlich wie der Oldtimerliebhaber das alte Gefährt aus dem dunklen Schuppen hervorholt, versuchen Sie, das Sie belastende Trauma aus der Tiefe Ihrer Seele hervorzuholen. Das kann durchaus mit einigen bedeutenden Schwierigkeiten verbunden sein, denn durch die lange Zeit der Verdrängung haben Ihre seelischen Reifen viel Luft verloren und sozusagen »Standplatten« entwickelt. Kein Wunder also, wenn es mit dem Hervorholen nicht auf Anhieb funktioniert. *Warnhinweis:* Sollten Sie bei diesem Vorgehen einen starken inneren Widerstand oder andere Ihnen unbekannte Symptome verspüren, die Sie nachhaltig beunruhigen, wenden Sie sich bitte an einen entsprechend geschulten Therapeuten. Bitte beachten sie die Grenzen der Eigentherapie. Wenn es Ihnen nach einigen Mühen trotz aller Schwierigkeiten gelungen sein sollte, den Wagen ans Licht hervorgeholt zu haben, werden Sie als nächstes sinnvollerweise damit anfangen, den Wagen von allen Seiten zu begutachten. Sie wollen sich schließlich einen Überblick über die anstehenden Arbeiten verschaffen. Dazu müssen Sie das Auto *fixieren*, indem Sie die Handbremse anziehen und zudem auf einer sicheren

Unterlage aufbocken. Da Sie nun das Objekt in Ruhe von allen Seiten betrachten können, lässt sich das Ausmaß der anstehenden Arbeiten besser beurteilen. Eine vergleichbare Arbeit wartet auch bei der Trauma-Verarbeitung auf den traumatisierten Menschen. Er muss das Trauma, wenn er es hervorgeholt hat, zur weiteren Aufarbeitung in seinem Bewusstsein fixieren. Durch die Fixierung wird ein weiteres Verdrängen des auslösenden Ereignisses und des belastenden Inhalts unterbunden. Dieses kann z.B. dadurch geschehen, dass das Trauma als real stattgefundenes Ereignis unzweifelhaft anerkannt wird. Aber nicht nur das Ereignis an sich ist bei der Fixierung anzuerkennen, sondern auch *die Tatsache der Traumatisierung* an sich. Es ist also durchaus von Bedeutung, sich klar zu machen, dass nicht irgendetwas, sondern ein wirkliches Trauma die Balance unserer Seele aus dem Gleichgewicht geworfen hat. Dieses Vorgehen hilft uns dabei, unsere eigene Situation besser zu verstehen. Wir begreifen auf einmal, warum wir innerlich so sehr leiden. In dieser Phase der Trauma-Aufarbeitung können wir, ähnlich wie der in seine Einzelteile zerlegte Oldtimer, optisch nicht glänzend aussehen oder andere z.B. berufliche Höchstleistungen vollbringen. Dazu sind wir zu sehr mit unserer seelischen Wiederbelebung und unserer persönlichen Neuausrichtung beschäftigt.

Als nächster Arbeitsschritt folgt bei der Aufarbeitung nach der Fixierung die *Demontage*. Bei der Demontage wird das traumatische Ereignis in seine einzelnen Teilaspekte zerlegt. Das ist ähnlich wie bei unserem Oldtimer, bei dem jetzt alle beweglichen Teile abgeschraubt werden. Auch Motor und Getriebe werden bei Bedarf auseinander genommen. Zuletzt bleibt nur noch das Fahrgestell mit den Reifen übrig. Es folgt die Begutachtung der einzelnen Teile. Hierbei erkennen wir, dass einige Teile lediglich gereinigt werden müssen. Andere wiederum benötigen eine sorgfältige Überholung und einige Teile müssen sogar ganz ausgetauscht werden. In die Situation des traumatisierten Menschen übertragen bedeutet dies, dass einige unserer bisherigen Verhaltensweisen beibehalten, andere leicht in Zukunft verändert, aber manche auch vollkommen verändert werden müssen.

In diesem Stadium der Aufarbeitung verlässt nicht wenige Menschen der Mut. Keine Angst! Das vor Ihnen liegende Chaos ist ganz normal. Denken Sie an den Oldtimer mit seinen wild verstreuten Einzelteilen. Meinen Sie wirklich, dass der Besitzer trotz seines sorgsamen Eintütens und Beschriftens der einzelnen Baugruppen Ihnen auf Anhieb sagen kann, wo sich genau zu diesem Zeitpunkt die Dichtungen der Wasserpumpe oder die Schrauben der Auspuffhalterung befinden? Zudem ist es in diesem Stadium der Restaurierung vollkommen normal, wenn jetzt ein zeitlicher Verzug dadurch eintritt, dass ein Aufarbeiten einzelner Teile vorgenommen werden muss. Auch Sie werden Zeit dazu benötigen, um einige als falsch erkannte Verhaltens- oder Denkweisen abzuändern und durch neue zu ersetzen. Ähnlich wie bei der Autorestaurierung kommt, wenn Sie gewissenhaft durchhalten, auch bei der Trauma-Aufarbeitung der Tag, wo Sie wieder an den Zusammenbau denken können. Zusammenbau meint, dass Sie nun in der Lage sein sollten, das erlittene Trauma als ein Kettenglied in Ihre Lebenshistorie einbauen zu können, ohne an dem traumatisierenden Ereignis erneut wie bisher zu ersticken. Neue Herausforderungen wie ein anderer Arbeitsplatz oder ein veränderter Freundeskreis können uns dabei hel-

fen, alte verkrustete Strukturen in uns aufzubrechen und unser Ziel rascher zu erreichen.
Es gibt Fälle, bei denen die Integration des traumatischen Ereignisses nicht unmittelbar gelingt. Meist tritt dieses bei den Ereignissen auf, bei denen das Erlebnis die Grenze des Fassbaren bzw. Erträglichen zu weit überschreitet.
Der Anblick eines ertrinkenden Kindes wäre hierzu ein Beispiel oder auch die Teilnahme an einer schwarzen Messe mit kanibalistischem Hintergrund. Es kann aber auch sein, dass Sie Zeuge eines Verkehrsunfalls wurden, bei dem Sie hilflos mit ansehen mussten, wie die in ihrem PKW eingeklemmten Personen bei lebendigem Leibe verbrannten. Diese Erlebnisse sind so weit von dem Erfahrungsschatz unseres Alltagslebens entfernt, dass eine Integration in unser Leben besonders schwer fällt.
In diesen Fällen kann die Methode der *Distanzierung* hilfreich sein.
Hierbei schickt man die sich aufdrängenden Bilder und akustischen Erlebnisse bewusst von ihrer gegenwärtigen Situation auf Distanz in die abgeschlossene Vergangenheit. Man zieht also einen tiefen Graben zwischen dem in der Vergangenheit Erlebten und der gegenwärtigen Situation. Man versucht, die Gegenwart dadurch seelisch sauber und erträglich zu halten, dass man das Erlebte als ein nicht mehr real existierendes und damit auch nicht mehr bedrohendes Ereignis der bereits abgeschlossenen Vergangenheit ansieht. Um erfolgreich zu sein, muss die Methode der Distanzierung zusammen mit dem traumatisierten Menschen eingeübt werden.

Es kann sein, dass Sie am Ende der Trauma-Verarbeitung ein etwas anderer Mensch sind als zuvor. Geben Sie daher sich selbst und natürlich auch Ihren Bezugspersonen Zeit, sich an diese Veränderung zu gewöhnen und notfalls anzupassen. Als Autor hoffe ich jedoch mit Ihnen, dass Sie, ähnlich wie bei dem Beispiel mit dem alten Wagen, möglichst viel von Ihrer Grundsubstanz in Ihr »neues« Leben hinüberretten können. Machen Sie trotz aller Angst vor der neuen Ihnen unbekannten Situation die Restaurierung Ihrer Seele so gut wie möglich und so gründlich wie erforderlich. Seelische Pfuscharbeit zahlt sich nicht aus. Auf diesem steinigen Weg der Verarbeitung kann sich manchmal das Gefühl einstellen, erneut an einen Punkt zu gelangen, den man doch schon eigentlich hinter sich glaubte. Seien Sie ohne Sorge. Das ist ganz normal. Die Seele gleicht in diesem Punkt einer Zwiebel. Die einzelnen Schichten sehen einander zum Verwechseln ähnlich, da kann dieser Eindruck durchaus mal entstehen. Wir können aber sicher sein, dass wir uns beim Schälen unaufhaltsam dem wichtigen Kern, unserem Innersten nähern und somit auch an die tief gelegenen Ursachen unserer Problematik heran gelangen.

Über eines sollten wir uns aber bei unserer Arbeit nicht im Unklaren bleiben. Wir haben durch die Aufarbeitung versucht, das Trauma in unser Leben einzubinden. Dieses wird aber keineswegs hierdurch hinweg gezaubert. Eine starke seelische Verletzung löst sich niemals mit einem Schlag, sondern langsam, ganz allmählich auf. Die komplette Auflösung eines Traumas ist ein eher seltener Glücksfall. Ein Trauma ähnelt im Normalfall eher einem Rucksack, der uns umgebunden worden ist. Keiner hat Sie je gefragt, ob Sie ihn tragen wollen. Keiner! Durch die Trauma-Aufarbeitung haben wir uns gewissermaßen Marscherleichterung auf unserem weiteren Lebensweg dadurch verschafft, dass wir den Inhalt des Rucksackes mit den uns bekannten Methoden entrümpelt haben. Durch die Verringerung des Gewichtes können wir uns wieder freier bewegen. Die Last des Rucksackes drückt uns nicht mehr unaufhaltsam zu Boden. Das verbleibende Gewicht des Rucksackes müssen wir zwar weiterhin tragen, aber es ist durchaus beglückend, die Erfahrung machen zu dürfen, dass durch das Tragen des, ach, so ungeliebten Rucksacks unsere seelische Rückenmuskulatur gestärkt worden ist. Wir merken das daran, dass wir auf unserem Lebensweg deutlich widerstandsfähiger geworden sind. So leicht wirft uns nichts mehr aus der Bahn. Es sind die Stürme des Lebens, die unsere Wurzeln wachsen lassen und uns intensiver mit der Erde verbinden. Das Vertrauen in die eigenen Kräfte schenkt neue Zuversicht. Das lange vorherrschende Gefühl der Hilflosigkeit lässt allmählich von uns ab. Wir können einen neuen Gipfel erblicken und erkennen, dass nach jedem Stolpern und Fallen in uns neue Kräfte wachsen, die uns immer mehr wir selbst werden lassen.

Ausblick und Versöhnung

Unser Leben gleicht manchmal einem großen Rangierbahnhof bei der Eisenbahn. Täglich wird unser Lebenszug durch die unterschiedlichsten Anforderungen *neu* zusammengestellt. Wir, die Lokomotive, haben dabei nicht selten das Gefühl, die angehängte Last nicht ziehen zu können. Wir müssen uns zum Teil erheblich anstrengen, um den Zielbahnhof zu erreichen. Der Fahrplan des Tages wird uns zumeist wie ein enges Korsett vorgegeben. So erleben wir unseren Alltag. Dabei gibt es freie Strecken ohne Hindernisse, und es gibt lange beschwerliche Strecken, die unsere ganze Kraft erfordern. Nicht jeden Weg können wir als Lokomotive selbst bestimmen. So sehr wir die ungehinderte Fahrt auf freien Gleisstücken unseres Lebens auch lieben mögen, auch für uns wird es immer wieder beschwerliche Gleisabschnitte geben. Ein Mensch mit einem erlittenen seelischen Trauma entspricht einem Zug, der neben der Unwegsamkeit der Strecke noch viele Tunnelabschnitte zu bewältigen hat. Er sieht daher weniger von der Schönheit seines Tages. In ihm ist trotz heller Waggonbeleuchtung tiefe dunkle Nacht. Er sieht keinen Sonnenschein und keine blühenden Landschaften, die sein Herz erfreuen könnten. Wenn unser Leben einmal oder sogar wiederholt in diesen Tunnel gerät, so dürfen und sollten wir darauf vertrauen, dass auch unser Leben wieder von der holprigen unliebsamen Nebenstrecke auf ein neues bisher unbenutztes Gleisstück zurückfinden wird. Wir haben auf dem Weg dorthin durchaus das Recht dazu, uns über die Mühen und Strapazen auf dieser unwegsamen Nebenstrecke zu beklagen. Aber wir sollten darauf achten, dass wir es nicht beim Klagen allein bewenden lassen. Es ist wichtig für uns zu begreifen, dass wir nicht nur Lokomotive in unserem Leben, sondern auch *Weichensteller* sind. Spätestens an der nächsten Lebenskreuzung müssen wir selbst darüber entscheiden, welchen weiteren Weg wir einschlagen wollen. Es ist daher unstatthaft, besonderen Lebenssituationen, Ereignissen oder anderen Menschen allein die Schuld an den langen Tunnelstrecken unseres Lebens zu geben. Egal, welche Hindernisse wir auch immer in den Weg gelegt bekommen, wir können uns durch *nichts* aus unserer persönlichen Verantwortung für unser eigenes Leben entziehen. Um die für das Meistern unseres Lebens benötigte Handlungssouveränität zurück zu gewinnen, dürfen wir trotz aller Schwierigkeiten das vordringlichste Ziel bei der Trauma-Aufarbeitung nie aus den Augen verlieren. Dieses Ziel heißt *Zurückerlangen unseres Seelenfriedens* durch den Versuch der Versöhnung mit dem Unbegreiflichen und Unfassbaren.

Wenn Sie dieses Buch aufmerksam gelesen haben, sind Sie über die Verletzbarkeit einer menschlichen Seele hinreichend informiert.

Sie haben Einblick in ihren Aufbau und in ihre komplizierte Arbeitsweise bekommen. Daher sind Sie sicherlich nicht erstaunt darüber, wenn ich am Ende dieses Buches eine sehr persönliche Bitte an Sie richte: Achten Sie in Zukunft nicht nur auf die innere Balance Ihrer *eigenen* Seele, sondern auch auf die der Menschen in Ihrer Umgebung.

Wenn Sie selbst gerade dabei sind, ein Trauma zu verarbeiten oder bereits erfolgreich verarbeitet haben, wissen Sie, welche Macht im positiven wie im negativen Sinne Ihre Worte, Gesten und Handlungen auf andere Menschen haben können. Ihre Anerkennung dem anderen gegenüber *stärkt* seine Seele, Ihre vernichtende Kritik kann sie beschädigen oder sogar zerstören. Dieses gilt in besonderem Maße für Menschen mit Traumaerfahrung. Ein solcher Mensch ist wie ein Sommer ohne Sonne, wie ein Kind ohne Lachen, wie ein Weihnachtsbaum ohne Lichter. Er gleicht einem Urlaub ohne Erholung und wie einem Leben ohne Sinn. Obwohl er nach außen hin frei zu sein scheint, ist er doch ein *Gefangener* seiner tiefen inneren Verletzung. Tragen Sie daher bitte durch Ihr Verhalten dazu bei, dass seelische Traumata gar nicht erst entstehen können und dort, wo Sie entstanden sind, versuchen Sie an deren Heilung mitzuwirken. Ein Beitrag, den Sie persönlich hierzu leisten können, ist z.B. die Pflege eines liebevollen Umgangs mit Ihren Mitmenschen. Das ist viel leichter als Sie denken. Machen Sie zukünftig Menschen, die Ihnen positiv durch etwas auffallen auf das Positive dankend aufmerksam. Sagen Sie ruhig Ihrer Bäckersfrau, die Ihnen jeden Morgen trotz des vollen Geschäftes manche Sonderwünsche erfüllt, dass Sie sich sehr über ihr Verhalten freuen, und dass Sie ausgesprochen gerne zu ihr kommen. Oder teilen Sie der Krankenschwester, die sich Ihrer Sorgen und Nöte bezüglich eines eher einfachen chirurgischen Eingriffs angenommen hat, ruhig Ihre Dankbarkeit mit. Sicherlich hat auch die Textilverkäuferin, die Sie gestern bei der Anprobe Ihrer neuen Hose so glänzend beraten hat, Lob und Anerkennung verdient. Sagen Sie es ihr! Sie werden überrascht sein, welches Licht Sie auf diese

Weise in manchen Menschen anzünden können. Zudem werden Sie schon bald die Erfahrung machen können, dass vieles von dem, was Sie in einen anderen Menschen hinein geben, positiv auf Sie zurückfällt. Die Freude des anderen kann zu Ihrer eigenen Freude werden und wer weiß, vielleicht erhalten Sie schon bald aufgrund Ihres liebevollen Umgangs mit anderen positiven Zuspruch von Ihren Mitmenschen. Dieser wird Ihnen auf Ihrem persönlichen Weg, auf welchem auch ich Sie ein Stück begleiten durfte, Kraft und Hoffnung geben. Diese beiden wichtigen Elemente bei Ihnen gerade in Zeiten seelischer Bedrängnis zu stärken, war für mich als Autor meine stärkste Motivation, das vorliegende Buch zu schreiben. Sollte diese Hoffnung bei einem Teil der Leser in Erfüllung gegangen sein, dann hat sich der Aufwand sowohl für Sie als auch für mich gelohnt. Dieses Buch soll nicht enden, ohne dass ich mich bei Ihnen für Ihr Interesse, Ihr Vertrauen und Ihr Durchhaltevermögen bedankt habe. Ich wünsche Ihnen von Herzen, dass Sie auf dem langen Weg der Heilung Ihrer Seele nie die Hoffnung und den Mut verlieren. Vertrauen Sie darauf, dass gerade in den dunklen Stunden unseres Lebens immer wieder Grundsteine für unser persönliches Wachstum gelegt werden. Auch wenn wir die erhofften Erfolge zum Teil erst nach Jahren erkennen können, ist es dieses *stille Wachsen und Reifen*, das uns und unser Leben immer einzigartiger und wertvoller werden lässt. Mit Ihnen zusammen hoffe ich, dass Sie die Sie bedrängenden Probleme schon bald einer Lösung zuführen können, damit Sie Ihr Leben mit neuer Kraft und Selbstvertrauen aktiv gestalten und unbelastet(er) (er)leben dürfen. Willkommen in Ihrem »neuen« Leben!

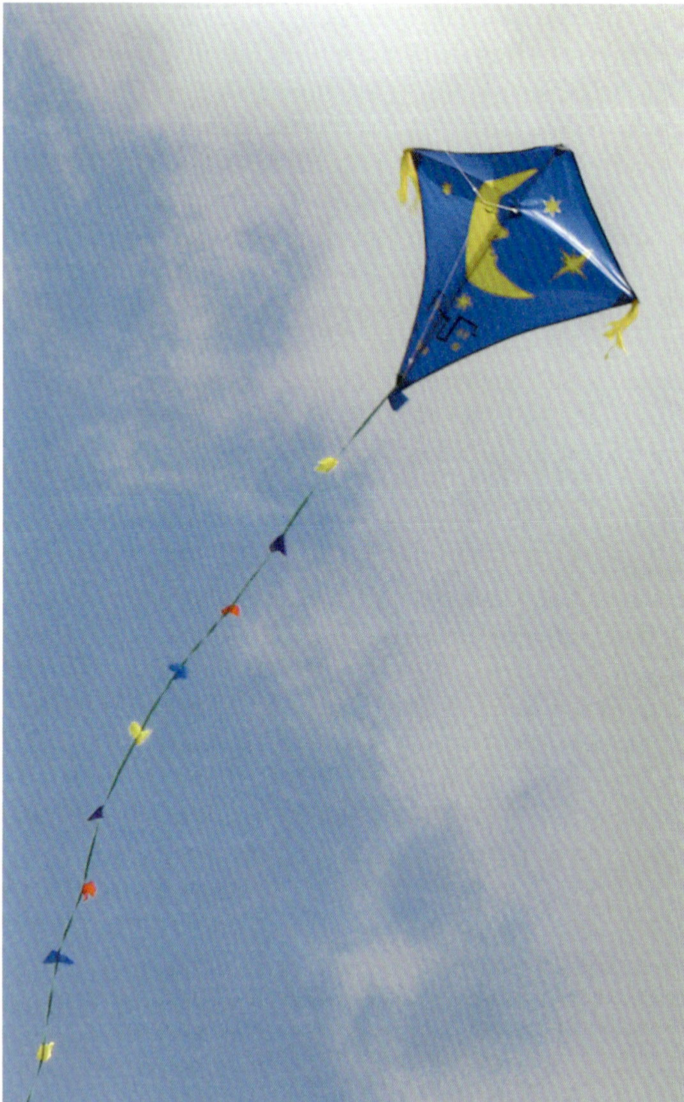

Verarbeitung schafft neuen Lebensmut

Über den Autor und das Buch

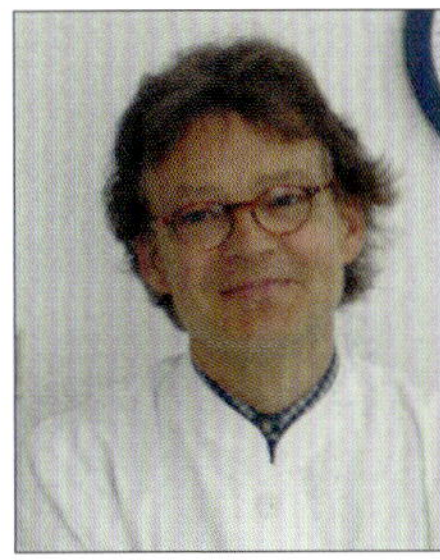

Dr. med. Michael Hammerström, Jahrgang 1952, Medizinstudium in Köln, 1984 Weiterbildung Anaesthesie und Intensivmedizin, Innere Medizin, Weiterbildung zum Facharzt für Allgemeinmedizin, Naturheilverfahren und Akupunktur, seit 1992 in eigener Praxis hausärztlich tätig.

Ein Ziel des Autors ist eine ganzheitliche Sichtweise der Medizin, bei der neben körperlichen Beschwerden vor allem die seelischen Belange eines Menschen Berücksichtigung finden. Der Autor meint: »Wer die Seele eines Menschen nicht verstanden hat, der hat *nichts* von diesem Menschen begriffen.« Besondere Aufmerksamkeit schenkt er dabei den Auswirkungen von starken seelischen Verletzungen und von traumatischen Lebensereignissen. Das vorliegende Buch ist Folge des langjährigen Begleitens von Menschen mit anhaltenden seelischen Wunden. Da der Autor selbst über Trauma-Erfahrung verfügt, kennt er die zahlreichen Hürden und Fallstricke bei der Verarbeitung aus eigener Erfahrung. »Es war nie meine Absicht, ein Buch zu schreiben,« bekennt der Autor freimütig, »aber dieses Buch wollte einfach auf die Welt. Es war ähnlich wie bei einer Geburt.« Die Idee zu diesem Buch kam während

einer Sprechstunde im Frühjahr 2004. Es war dem Autor aufgefallen, dass immer wieder unverarbeitete seelische Verletzungen die Ursache von äußerlich vollkommen unterschiedlichen Erkrankungen waren. Aus dieser Beobachtung heraus entwickelte sich rasch der Wunsch, ein leicht zu lesendes Buch über die *Wunden der Seele* zu schreiben mit dem Ziel, einen kleinen Beitrag zur Linderung des in der Sprechstunde täglich vorgetragenen Leids zu leisten. Kaum war der Autor mit dem Schreiben angefangen, ließ sich die Gedanken- und Ideenflut kaum mehr aufhalten. So ist dieses Werk entstanden.
Wie bei wohl jedem neuen Buch war die Gestaltung des Umschlages eine besondere Herausforderung für Autor und Verlag. Unter den zahlreichen Entwürfen fand zuletzt die Idee mit dem Schmetterling, der als bekanntes Symbol für die Seele steht, die meiste Zustimmung. Dabei soll der dunkle Schmetterling grafisch eine das Leben überschattende seelische Belastung darstellen. In positivem Kontrast dazu steht der kleine gelbe Schmetterling im Firmenlogo des Aasee-Verlages, der für Wärme, Hoffnung und Zuversicht steht.

Eigene Notizen

Eigene Notizen

Eigene Notizen

✏ Eigene Notizen